今夜からもう困らない！

夜の 症状緩和

編 集

平山貴敏　五十嵐江美　佐々木千幸　田上恵太

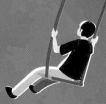

南江堂

執筆者一覧

■ 編　集

平山　貴敏　　こころサポートクリニック心療内科・精神科・腫瘍精神科
五十嵐江美　　東北大学大学院医学系研究科精神神経学分野
佐々木千幸　　国立がん研究センター中央病院看護部
田上　恵太　　悠翔会くらしケアクリニック練馬／東北大学大学院医学系研究科緩和医療学分野

■ 執　筆（執筆順）

平山　貴敏　　こころサポートクリニック心療内科・精神科・腫瘍精神科
柏木　秀行　　飯塚病院連携医療・緩和ケア科
佐伯　吉規　　がん研有明病院緩和治療科
大矢　　希　　京都府立医科大学大学院医学研究科精神機能病態学
山口　順嗣　　浅草ファミリークリニック／国立がん研究センター中央病院精神腫瘍科
井上真一郎　　新見公立大学健康科学部看護学科
北浦　祐一　　松下記念病院精神神経科
舩槻　紀也　　関西医科大学精神神経科
寺田　立人　　伊那中央病院緩和ケアチーム／国立がん研究センター中央病院精神腫瘍科
佐藤麻美子　　東北大学大学院医学系研究科緩和医療学分野
長谷川貴昭　　名古屋市立大学病院緩和ケアセンター
舛田能生子　　飯塚病院看護部
鳥崎　哲平　　大腸肛門病センター高野病院緩和ケア科
佐々木千幸　　国立がん研究センター中央病院看護部
藤井倫太郎　　産業医科大学若松病院緩和ケア・血液腫瘍科
岩田　有正　　国立がん研究センター東病院精神腫瘍科
榎戸　正則　　国立がん研究センター東病院精神腫瘍科
松田　能宣　　国立病院機構近畿中央呼吸器センター心療内科／支持・緩和療法チーム
五十嵐江美　　東北大学大学院医学系研究科精神神経学分野
藤澤　大介　　慶應義塾大学医学部精神・神経科／医療安全管理部
平塚　裕介　　竹田綜合病院緩和医療科／東北大学大学院医学系研究科緩和医療学分野
廣橋　　猛　　永寿総合病院がん診療支援・緩和ケアセンター
相木　佐代　　国立病院機構大阪医療センター緩和ケア内科
光武　麻子　　国立がん研究センター中央病院精神腫瘍科

序　文

夜になると，なぜこんなに症状が悪化してしまうのだろう…

　僕が緩和ケアチーム専門研修を開始した約12年前に毎日感じていた大きな悩みです．日中指導医と回診した時は穏やかだったのに，なぜ夜になると"つらく"なってしまうのか．うまく"夜の症状緩和"を遂行することができず，安心して夜休むことができない患者さんやご家族にまず申し訳なく，そして主治医・病棟看護師・チームメンバーに合わせる顔がなく，毎日が針のむしろでした．

なぜ日中と夜間で様子が異なるのか？

　この企画が立ち上がるきっかけとなったクリニカルクエスチョンであります．この疑問を解決するには「症状の病態」や「症状に二次的に関連する因子」を鑑みたうえで，薬物療法で用いる場合は「薬剤の作用機序」，そして「非薬物療法と薬物療法のどちらがメリットがあるか（効果と副作用）」を鑑みていくと，絡まった糸が少しずつほどけていくように"夜に悪化するつらさ"の問題が解決されていきます．その工程はまるで状況証拠を集め，問題を推理する探偵のような作業でもあります．

今夜からもう困らない！　夜の症状緩和の方法，教えます

　がんをはじめとした命に関わる病と闘っている方の多くは全身状態が万全ではないため，安易な症状緩和の薬物療法や眠気の誘発は"危険"を生み出します．本書では各症状において，根拠・論理を基にした詳細なアセスメント（Chapter 1）とともに，症例を通じて対処の方法を具体的に示すように工夫（Chapter 2）されています．またコラムを通して「かゆい所に手が届く」ように工夫し，魅力的に展開します．

夜の症状緩和に悩むことがなくなるのではなく，マネジメントできるようになる

　本書を通して，医師や看護師さん，薬剤師さんをはじめ"夜に関わる"医療従事者のお役に立てることを期しております．EBMを基にマネジメントできるようになることで，読者の皆様が一緒になって持続的に成長と発展（SDGs）を成し遂げることを編者一同の目標にして参りました．南江堂の編集部の皆様には本書の趣旨を鑑みながら，書籍の企画から編集まで多くのご尽力いただきました．編集者として中心になって推し進めていただいた平山貴敏先生，五十嵐江美先生，佐々木千幸先生，そして魂が込められた熱い文章をご寄稿いただいた著者の皆様のおかげで出版までたどり着きました．この場を借りて御礼申し上げます．

　そして，重い病と闘う患者さんたちが安心して夜を過ごせるだけではなく，翌朝以降の生活や治療のためにも"体力や気力を回復できる夜"を提供できる現場が増えることを願ってやみません．

2024年4月

在宅医療オンコール中のAM2：00　編集者を代表し，田上恵太

contents

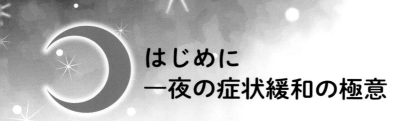

はじめに
―夜の症状緩和の極意

夜間の一般病棟で緩和ケア領域の患者を診療する際の問題点 ★

　夜間という時間帯は，日中とは異なる状況から通常のマニュアルどおりに進められないことが多い．また，通常は普段その患者に関わっていない当直医が対応せざるを得ないケースが多く，対応に困る場合も少なくない．さらに，緩和ケア領域では患者がもともと身体的に脆弱であったり，スピリチュアルペインを抱えていたり，終末期で予後が限られるケースなどもあり，さらに対応で難渋することが予想される．

　具体的には，①夜間の急変や，不眠・不安・せん妄など夜間に問題になりやすい精神症状，②転倒やインシデントなどの二次的リスクが高まる，さらに，③スタッフが手薄な中を朝まで乗り切らなければならない，といった困難がある（**表1**）．

　極論をいえば，患者に眠剤を投与して朝まで眠ってもらえれば，その場は凌ぐことができるかもしれない．しかし，初期対応を誤ると，患者を生命の危険に曝したり，全身状態をわるくしてしまうこともある．したがって，夜間帯での適切なアセスメントと初期対応が大切である．

　まずは，夜間における症状の特徴や増悪の傾向などを十分に把握しておく必要がある．そのうえで，限られた情報を参考に速やかに必要十分なアセスメントを行い，鑑別診断を挙げ，朝まで乗り切るための初期対応を行う．夜間というリソースの限られた中で，専門家へのコンサルトはどうするのか，家族への説明や翌日のスタッフへの申し送りをどのように行うのか，についても検討す

表1●夜間の一般病棟で緩和ケア領域の患者を診療する際の問題点

①夜間の急変や，不眠・不安・せん妄など夜間に問題になりやすい精神症状
②転倒やインシデントなどの二次的リスクが高まる
③スタッフが手薄な中，朝まで乗り切らなければならない

る必要がある.

　また，当直に入る際に，終末期患者が一般病棟にいた場合の心構え（DNARの確認，治療方針の申し送りを受けるなど）も大切である.

夜間に問題になりやすい症状

　せん妄は，進行がん患者の40％に[1]，死亡直前には88％に[2] 認められたという報告もあり，緩和ケア領域では避けては通れない症状の一つである．日内変動があり，日中は穏やかに過ごしていた患者が夕方くらいから落ち着きがなくなり，夜間に不穏が顕著になり対応に苦慮する…ということも少なくない．せん妄の他にも，夜間に患者から訴えられる頻度の高い，あるいは対応に困りやすい症状や訴えとして，不眠，不安，不穏，希死念慮，痛み，呼吸困難，けいれんなどが挙げられる．これらの鑑別として，うつ病，認知症，パニック発作，アルコール離脱・（ウェルニッケ）脳症などを挙げてアセスメントする必要がある．さらには，痛み，呼吸困難，けいれんなどの症状が起きた時の初期対応，成人のみならず小児への対応を求められた際にどのような対応が適切なのか，といった課題がある.

夜間に問題になりやすい症状の具体例

　夜間に問題になりやすい症状の具体例と，それぞれの症状に対する必要な対応について以下に示す.

1. 不　眠

　患者が不眠を訴えたら不眠症だけでなく，せん妄，うつ病，認知症，レストレスレッグス症候群，アカシジアなどを鑑別に挙げてアセスメントする必要がある．また，アルコール離脱による不眠も鑑別に挙がるため，飲酒量の確認も怠ってはならない．高齢者や日常生活動作（ADL）の低下した患者に眠剤を投与する際には，転倒リスクにも注意が必要である.

2. 不　安

　夜間は人との交流もなくなり，その静けさも相まって，特に不安が強まりやすい時間帯ともいえる．その患者がおかれている身体状況や社会的状況からして自然な反応としての不安なのか，パニック発作やうつ病，アルコール離脱などの症状の一つとしての不安なのかを鑑別する必要がある．

3. 不　穏

　まずはじめに，せん妄を鑑別に挙げる必要がある．せん妄の中でも何が原因であるかを適切にアセスメントすることが大切である．入院して数日の患者はアルコール離脱せん妄の可能性もあり，留意する必要がある．また，せん妄以外の不穏をきたす病態として，アカシジア，レストレスレッグス症候群も鑑別に挙げる必要がある．不穏を呈する患者に対応する際は，転倒，転落などの患者自身の安全はもちろん，医療者自身の安全にも十分に注意する必要がある．

4. 希死念慮

　病棟での看護スタッフの初期対応が大切なのはもちろんだが，看護スタッフでは解決できずに当直医がよばれた際にどのように対応するかが重要である．私たち医療者は，自殺について直接尋ねることを躊躇しがちであるが，自殺について尋ねることで自殺のリスクが高まることはない．自殺について質問されることで，むしろ患者は安心することが多いことが指摘されており[3]，希死念慮を表出するにいたった背景について患者と話すきっかけにもなる．また，朝まで安全に過ごすために危険物の除去や見守りの頻度を増やすなど環境調整も大切になってくる．うつ病やスピリチュアルペイン，せん妄などを鑑別に挙げながら，自殺リスクの評価とその患者が希死念慮を表出するにいたった背景を探る必要がある．

5. 痛　み

　夜間にやってしまいがちなこととして，患者が痛みを訴えるからといって，オピオイドのレスキューを安易に繰り返し使用することのないよう注意が必要

である．オピオイドの増量がせん妄を惹起する可能性もある．まずは，痛みの評価が重要である．もともとせん妄を合併していて痛みを訴えやすくなることもあるため，せん妄でないかの鑑別も重要である．さらに，せん妄患者が痛みを訴える場合，アセスメントに難渋しやすいため，どのような点に着目すべきかをあらかじめ知っておくべきである．不安や不穏を伴う場合は，それらに対するアセスメントと対応も必要になってくる．

6. 呼吸困難

胸水貯留など夜間に呼吸困難をきたしやすい病態を鑑別に挙げる必要がある．胸水貯留により仰臥位になれない場合もあり，そのような時に工夫できる点も把握しておく．また，身体症状のみならず，不安や不穏などが背景にある可能性もある．身体症状の可能性が除外されたら，心理社会的な要因にも目を向ける必要がある．

7. けいれん

けいれん発作だけではなく，ミオクローヌスについても鑑別に挙げる必要がある．特にがん終末期に生じやすい脳腫瘍や脳転移による症候性てんかんに留意する必要がある．アルコール離脱によるけいれんや不穏に対する対応，けいれんに対する抗てんかん薬の適応や開始するタイミングなど初期対応が大切である．

8. うつ病

夜間にうつ病の薬物療法を開始することはないと思うが，自殺リスクの評価や，保護因子の確認など，翌朝まで患者が自殺しないための工夫が大切である．また，うつ病に伴う不眠，不安に対するアプローチも大切である．

9. せん妄

せん妄は原因となる直接因子の検索とその治療が何よりも大切であるが，鑑別として肝性脳症，低血糖も念頭におく必要がある．特に，過活動型せん妄の

場合、マンパワーが不足している夜間にどのように初期対応することが望ましいか、適切な対応が求められる。安易な薬剤の投与は避けるべきであり、適切なアセスメントに基づく対応が求められる。さらに、必要に応じて身体抑制の必要性の判断を迫られることがある。安易に身体抑制をしてはいけないのは当然であるが、一方で、必要時は速やかな判断と適切な身体抑制の実施が大切である。

10. 認知症

　認知症は夜間に突然発症することはなく、日中から状態の把握ができているはずである。マンパワーが不足している夜間に認知症患者の対応で困ることは少なくない。したがって、日勤帯で働く担当医は、患者の特性や背景に合わせてどのように対応することが望ましいかを当直医が理解しやすいように、適切な申し送り事項をカルテに記載しておく必要がある。さらに、認知症患者に対して、特に夜間でも取り組めるコミュニケーションの工夫を把握しているとよい。

11. パニック発作

　まずはパニック発作の診断基準を理解したうえで、適切な対応を行う。薬物療法に加えて、呼吸法やリラクセーション法など、特に夜間でも簡便に取り組みやすい非薬物療法について把握しておく必要がある。

12. スピリチュアルペインへの対応

　まずは、スピリチュアルペインの概念を正しく理解しておく必要がある。夜間帯のみでスピリチュアルペインに対して実施できる対応は多くないが、翌朝まで患者が安心して過ごせるよう取り組めるコミュニケーションの工夫や、翌朝の申し送りの方法についても理解しておく必要がある。

13. 小児への対応

　小児も成人と同様に不眠、不安、うつ病、せん妄、パニック発作、スピリ

チュアルペインなどさまざまな症状を呈する．しかし，年齢にもよるが，成人と比べて言語的に適切に訴えることができない場合もあり，その際のアセスメントと対応法には留意が必要である．さらに，体格が小さいため，薬物療法の際には小児を対象とした適切な薬剤用量についても把握しておく必要がある．

14．在宅のセッティングでの対応

　在宅診療を行っていてオンコールで待機している時，夜間に対応を求められた場合にどのように対応すればよいか，在宅ならではの坐薬や皮下注射の使用法についても理解しておく必要がある．

15．家族への説明，対応（家族とのコミュニケーション）

　夜間帯に急変などの困った症状が起きた際には家族への説明・対応も求められる．はじめて診察する患者の場合，当然家族とも関係性ができていないことから，より丁寧な説明が求められる．そのような場合，当直医がどこまで対応するのか，どこからを担当医に依頼するのかを理解しておく必要がある．

16．当直で心が折れそうになったら（医療従事者のセルフケア）

　夜間は医師1人で当直をすることが多く，孤立感や無力感を感じがちである．夜間に仮眠を取れない時のリラクセーション法や，医療者が寝つけない時の対処法を理解しておくと役立つ．また，当直翌日や普段から実施できるセルフケアの工夫も大切である．

17．インシデントが起きた時の対応・スタッフ間でのケア

　夜間は，スタッフの数も少なくインシデントが生じやすい．インシデントの責任はもちろんスタッフ個人だけにあるのではない．日ごろから夜間帯でもインシデントが起きないような体制構築が求められる．また，インシデントが起きてしまった場合に，周囲のスタッフが実施可能な声かけやその後のフォローアップについても理解しておく必要がある．

18. 病棟スタッフとのコミュニケーションのコツ

　夜勤の看護師との円滑なコミュニケーションも欠かせない．お互いに普段から日常業務をともにしてないような場合には特に，コミュニケーションの工夫が必要である．

19. 患者から暴力を振るわれたら／家族から圧力をかけられたら

　患者に暴力振るわれた場合，どこに連絡・相談するか（例：警備員室など），暴力行為が著しい場合の適切な初期対応も求められる．朝まで患者と医療者双方が安全に過ごせるように適切な対応が求められる．

夜の症状緩和の極意

　本書では，Chapter 1（アセスメント・鑑別，p.11 ～）と Chapter 2（初期対応，p.77 ～）に分けて上述の夜間に問題になりやすい症状とその対応について，仮想症例を提示しながら具体的に解説している．

　これまで述べてきた内容を振り返るとお気付きになると思うが，夜の症状緩和というのは，日中の対応と比べて特別異なる対応が必要となるわけではない．ただし，冒頭で述べたように，①夜間の急変や夜間に問題になりやすい精神症状，②転倒やインシデントなどの二次的リスク，③スタッフが手薄な中を朝まで乗り切らなければならない，といった困難があるため，日中と比べてより迅速で適切な初期対応とリスクマネージメントが求められる．いわば日常臨床の「応用編」ともいえる．

　夜の症状緩和を十分に実践できるようになるためには，一朝一夕にならず，日々の日常臨床の積み重ねが重要である．いい換えると，日常臨床で重要なエッセンスを凝集したものが夜間の症状緩和に必要な要素なのである．

　本書は，緩和ケア領域で十分な経験を積んで活躍している全国の医師・看護師が，自らの経験を踏まえて夜間の症状緩和に関するノウハウを記述している．本書の内容には彼らの夜間の症状緩和に関する経験のエッセンスが凝集されており，まさに「症状緩和の極意」に他ならない．ぜひ，夜間の診療の際に本書を活用いただくことで，皆さまの診療の助けになれば幸いである．

参考文献

1) Uchida M, et al：Prevalence, course and factors associated with delirium in elderly patients with advanced cancer: a longitudinal observational study. Jpn J Clin Oncol **45**：934-940, 2015

2) Lawlor PG, et al：Occurrence, causes, and outcome of delirium in patients with advanced cancer: a prospective study. Arch Intern Med **160**：786-794, 2000

3) ジョン・A・チャイルズ，カーク・D・ストローサル：自殺予防臨床マニュアル，高橋祥友（訳），星和書店，東京，2008年

病棟での当直の心得10箇条

病棟での当直は日常診療とは異なる難しさがあるのは事実である．そのような病棟での当直を乗り越えるべく，10箇条を考えてみた．きっと参考になる点があるに違いない．

①勝つより負けないことが大切
当直業務は日中の通常業務と異なる．それは，状況が大きく変わる可能性がある中，1人での対応が求められるという点である．「いやー，今日は落ち着いてるなぁ」と思っていた30分前が懐かしく感じるくらい，3人の患者の同時多発的な要対応案件が発生するのである．このすべてに完璧を目指せたらよいが，まずは何より大きな事故なく最低限の対応を完了させることが肝要である．

②メンバーを確認しておく
夜間の体制は日によって異なる．特にシフト勤務をしている看護師や，コンサルテーションでお世話になる他部門の医師がどういったメンバーか，事前に把握しておこう．可能ならタイミングをみて挨拶をしておけば印象はグッとよくなる．逆に挨拶されるようになってきたら大したものだ．

③生じ得る対応を予想しておく
今晩，対応が発生しそうな患者を事前にチェックすることで，先読みの当直業務ができる．「コールがないから寝よう！」と思った30分後，ずっと症状緩和に難渋していた患者の相談がくるなんてことはないだろうか．夜間のコールはかけられる方はもちろんだが，かける方もストレスである．寝る前に，せん妄になりそうな患者や，亡くなりそうで家族が一緒に過ごしている患者らの元に訪室し様子をみることで，状況が切迫する前に対応ができる．病棟スタッフからの印象も大きく異なるのはいうまでもない．

④可能なら主治医チームとやりとりする
夜間に方針に迷うケースや，個別の対応が必要なケースについては，あらかじめ主治医チームと確認しておくとよい．DNARといった方針なども，状況によっては文章だけでは伝わりにくいことも多い．勤務交代の前に主治医と「私が朝まで担当するのでよろしくお願いしますね」と声がけすると，実際に患者や家族の様子を確認することもできる．

⑤自信がない時は確認できる手段をもとう

誰もが完璧な存在ではない．すべてを覚えていることを目指す必要はないが，不明確な時に確認する作業をサボることは問題だ．マニュアル本でも何でもよいので，短時間で確認できる手段をもとう．

⑥夜間の状況を把握するチャンスと捉える

せん妄など，夜間の様子が大切な症状や徴候がある．また，夜勤のスタッフの状況は，夜間の様子をみることで一目瞭然だ．せっかく当直するなら，夜間に勤務しているからこそわかることや把握できる機会と捉えてみると，みえることが変わるかもしれない．

⑦翌日，担当者に申し送るまでが当直業務

夜間の出来事に合わせて，翌日に対応してもらいたいことがあるはずだ．きちんと申し送ろう．ここで手を抜くと，午前中に対応できた症状緩和などが午後にずれ込むなどの弊害を生む．

⑧翌日は疲れていることを忘れない

翌日，申し送り後にすぐに勤務終了できればよいが，そうはいかない現場も多いのではないだろうか．思ったより睡眠時間を確保できても，やはり自宅のようにぐっすりとはいかない．疲れていることは意識しよう．自動車通勤の先生は，運転も注意だ．

⑨後医は名医だ．少々のことは気にするな．でも振り返ろう

夜間の対応の時にはわからなかったことが，その後の経過で診断がはっきりすることも多い．「あの時の対応をもう少しこうしていたら…」と落ち込むこともあるかもしれない．でも，多くの場面で後からみれば明らかなことも，最初はわからない．そのタイミングで致命的な見落としでなければ，責められる謂われはない．ただ，次はどうするかといった振り返りはしよう．

⑩組織学習を積み重ねよう

当直はシステムを基盤とした医療提供でもある．当直中に気づいた不具合などは，改善提案までできると，医療の質向上にも貢献できる．

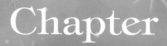

Chapter

1

夜間にこんな症状に
出会ったら…

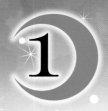

1 どうしても眠れません（不眠）

症例

　70歳代男性．10年前に脳梗塞の既往あり．18歳から脳梗塞発症時まで1日20本以上の喫煙習慣があった．飲酒習慣歴なし．今回，上咽頭がん Stage II の診断にて化学放射線療法目的で入院となったが，「消灯時間が早すぎるため眠れない」と訴えていたため，適宜不眠時指示のゾルピデムの投与にて対応した．入院第7病日目の深夜帯，すでに1度ゾルピデムを服用しているにもかかわらず，患者はそのことを覚えておらず，再び睡眠薬を要求したため当直医のあなたに連絡が入った．

陥りやすいピットフォール

- 「不眠ならとりあえず，睡眠薬を服用してもらえばよいか」と考えた．
➡ 高齢者や進行がん患者に対して安易にこれらベンゾジアゼピンおよび非ベンゾジアゼピン系薬剤を投与すると，**逆にせん妄を顕在化させるうえ，ふらつきによる転倒のリスクが高くなる！**
- 「がんに罹患して，治療や入院による環境変化から眠れないのだろう」という解釈でクリニカルパスなどにある「不眠時」の指示薬の投与で対応を再び行った．
➡ ひとえに「不眠」といってもその要因は心理的因子のみならず，**せん妄や睡眠関連運動障害（むずむず脚症候群やアカシジア），アルコール離脱症状といった器質的要因が意外に多い！**（特に高齢者や進行がん）

夜間の不眠とは

　評価方法や病期，がん種および治療内容によってがん患者の不眠の頻度は異なるが，約30〜69％と報告される[1]．そのメカニズムとして，夜間の深睡眠（すなわち熟睡）が減少することで，昼夜の睡眠リズムが崩れやすくなることが明らかになっている．がん患者の不眠はがん罹患に伴う心理的な因子だけではなく，やや専門的な話となるが，サイトカインの分泌や視床下部-下垂体-

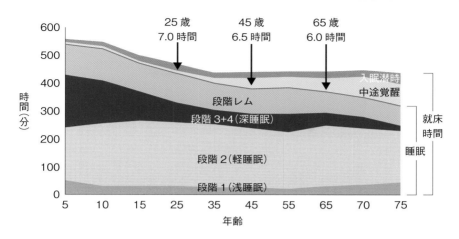

図1●加齢と睡眠時間の関係

［Ohayon MM, et al：Meta-analysis of quantitative sleep parameters from childhood to old age in healthy individuals: developing normative sleep values across the human lifespan. Sleep **27**：1255-1273, 2004 を参考に筆者作成］

副腎皮質系の異常に伴う覚醒回数の増加，レム睡眠の減少といった仮説が提示されている．また，高齢化社会に伴い，高齢がん患者はさらに増加している現状にあるが，加齢は睡眠効率（就床してから実際に眠っている割合）の低下や深睡眠の減少をもたらす（**図1**）．放射線療法や化学療法，ホルモン療法および手術は不眠の重症度と関連しており，高齢のがん患者では生理的な睡眠の乱れに加え，がん罹患やがん治療により不眠がさらに促進される[2]．

　がん患者の不眠の原因は，若年や早期がん（特に外来セッティング）であれば，がん罹患に伴う再発への不安や過去のがん告知や治療に伴う不快な経験がよみがえることによる心理的要因が大きいが，やがて，
① がん治療による組織侵襲やがんに由来する炎症（がん関連倦怠感との関係）
② がん疼痛や呼吸困難，尿閉や便秘といった身体的苦痛
③ 加齢や脳卒中の既往，認知症，脳転移による脳の脆弱性
④ 頭頸部や食道がん患者などにみられる飲酒習慣（入院後の禁酒による離脱症状）
⑤ 薬剤（副腎皮質ステロイドやオピオイド，ベンゾジアゼピンおよび非ベンゾジアゼピン系薬剤）

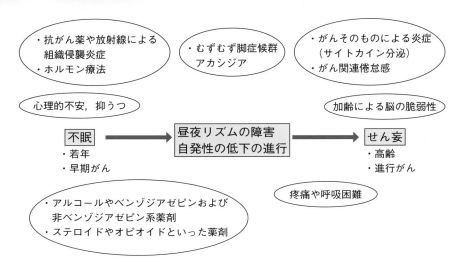

図2●がん患者の不眠およびせん妄に関する因子

⑥ むずむず脚症候群，アカシジア（抗精神病薬や制吐薬といったドパミン受容体遮断薬による「落ち着かない」という症状）

　といった身体的因子が複合的に関与し，がんの病状と加齢が進行すれば，不眠の「正体」がせん妄にある可能性は高くなる（**図2**）．特に入院環境下では消灯時間が自宅での就床時間より早いこともあり，さらに睡眠リズムを乱す原因となり得る．

　一方，ベンゾジアゼピン（エチゾラムやブロチゾラムなど）および非ベンゾジアゼピン系薬剤（ゾルピデム，ゾピクロン，エスゾピクロン）の安易な運用は転倒骨折リスクを増加させる[3]．また，外来で同剤を長期服用中のがん患者が手術などの理由で入院をした際，突然の中断により，発汗や頻脈，過覚醒などの離脱症状を起こすことがある．

　昨今，がんと睡眠関連呼吸障害（特に閉塞性無呼吸症候群）の関係が明らかになりつつあり，気道閉塞のリスクとなるベンゾジアゼピンおよび非ベンゾジアゼピン系薬剤の使用は普段から慎重であるべきであろう．

不眠のアセスメント・鑑別はこうする！

․․․ ★

> **アセスメント・鑑別のポイント**
>
> ☑ 特に高齢がん患者はせん妄のリスク因子であり，不眠の「正体」がせん妄にあることを念頭におく．**安易に「心因」と解釈しない！**
>
> ☑ **低活動型せん妄以外にも軽度のせん妄を早期に見分ける！** その特徴として「長い思考過程をたどらせた時にわかる思考のまとまりのわるさ」，「些細な単語の言い間違い」があり，タスクとして暗算を課してみる．
>
> ☑ 疼痛や呼吸困難，尿閉や便秘といった**睡眠に影響を与える身体的苦痛を見逃さない！**
>
> ☑ ファモチジンなど臨床で頻用される**意外な薬剤がせん妄をきたすことがある！**
>
> ☑ むずむず脚症候群やアカシジアは「足がむずむずする」という典型的な症状だけではない．**「歩きまわりたい」という気持ちとともに焦燥感が**認められた場合は，これらの症状を疑う！
>
> ☑ アカシジアはハロペリドールといった抗精神病薬のみならず，**制吐薬により誘発されることも多い！**
>
> ☑ 患者の飲酒習慣やベンゾジアゼピン系および非ベンゾジアゼピン系薬剤の内服歴の情報を積極的に聴取する．入院に伴うこれらの依存性物質の中断による禁断症状として，**発汗や頻脈，振戦を伴う過覚醒が特徴である**．これらの物質の使用歴や最終使用日を確認する！

　夜間で時間が限られる中でも，次頁の**カルテのここに注目！**の記載はできるだけ確認すべきである．

　実際の流れは以下のとおりである．

1. せん妄ハイリスクをチェックする

　これまでに記したように，高齢進行がん患者の不眠の「正体」がせん妄およびその前状態である可能性があるため，患者にせん妄のリスク因子があるか確認する．2020（令和2）年の診療報酬改定によりせん妄ハイリスク患者ケア加

カルテの
ここに注目！

せん妄スクリーニングシート（**表1**）でチェックのついている項目がないか確認しよう！

飲酒量と飲酒歴，最終飲酒，ベンゾジアゼピン系および非ベンゾジアゼピン系薬剤の服用頻度と期間，その量，いつまで服用していたか確認しよう！

痛みや呼吸困難など身体的苦痛はコントロールされているか（Numerical Rating Scale［NRS］やFace Rating Scale［FRS］の記録），排便頻度や最終排尿の時間を把握しよう！

苦痛緩和薬としてのオピオイドおよび副腎皮質ステロイドの投与量変化を確認しよう！

看護記録の「落ち着かない」，「足を動かしたい」という記録の有無を確認しよう！

アカシジアの可能性を疑い，ハロペリドール，メトクロプラミド，ドンペリドン，オランザピン，プロクロルペラジンといったドパミン受容体遮断薬（抗精神病薬，制吐薬）の使用歴および麻酔中のドロペリドールの使用歴を確認しよう！

算が収載され，**表1**に示すチェックリストによるハイリスク群のスクリーニングを行うことが課せられた.

2. 低活動型せん妄，軽度のせん妄の症状の特徴を知り，早期に発見する

　明らかな見当識障害を伴い，患者が興奮を呈すれば，せん妄とすぐにわかるが，低活動型せん妄や軽度のせん妄については発見が難しい．本病態にベンゾ

表1●せん妄ハイリスク患者ケア加算にかかるチェックリスト

（該当するものにチェックする）
□70歳以上
□脳器質的障害
□認知症
□アルコール多飲
□せん妄の既往
□リスクとなる薬剤（特にベンゾジアゼピン系薬剤）の使用
□全身麻酔を要する手術後またはその予定があること

1項目でも該当する場合はせん妄ハイリスクとして対応する．
［井上真一郎：せん妄診療実践マニュアル　改訂新版，羊土社，東京，p.57，2022年より引用］

ジアゼピン，非ベンゾジアゼピン系薬剤を投与すると逆にその症状は増悪する．
　原田は[4] その著書の中で軽度のせん妄の臨床的特徴について「会話はある程度可能であるし，家族や治療者を認知し区別することもできるし，苦痛を訴えることもできる（ことがある）」と述べつつ，以下の特徴を挙げている．
① 特に最近のことを思い出せない（昨夕の食事に何を食べたか，家族がいつ面会に来たかなどを正確に思い出せず，誤りが多い）．
② 思考は複雑なものになるとまとまらず，話題がやや散乱してしまう．
③ 注意の集中は非常にわるく，絶えず刺激を与えないとすぐに課題から注意は逸れてしまう．
④ 表情にしまりがなく，時に活気がなく，周囲への関心が低下する．
　そのため，患者との会話が複雑なものになった場合，その内容は一見了解可能なものにみえるが，訴えは冗長であり，言葉の言い間違いを指摘すると，それを訂正しようということにこだわり，話題が先に進まず，医療者からすると「まわりくどい」と感じてしまう．

　実際にこうする

　最も簡単な軽度のせん妄の見分け方としては，患者に暗算を課すことであり，100から7を順次引算させる（Serial 7）．軽度のせん妄の患者は「100から7を引いてください」の質問に対しては93と答えられるかもしれないが，「そこから7を引いてください」と尋ねていくと，93−7の答えを記銘，保持しつつ，そこから7を引くという複数のタスクが課せられるため，間違えることが多くなる．
　なお，認知症も認知機能の低下を特徴とする疾患であり，せん妄との鑑別を

表2●せん妄と認知症の鑑別

	せん妄	認知症
発症	急性	緩徐
病態	身体的要因（薬物も含む）による脳機能の低下による意識障害	脳内の神経細胞変性による認知機能低下
経過	身体的要因が除去すれば認知機能は改善するが，身体的病態が治らないものなら認知機能の改善は難しい	進行性
日内変動	あり	レビー小体型認知症以外は少ない
幻視	時に生じる	レビー小体型認知症以外は少ない

［井上真一郎：せん妄診療実践マニュアル　改訂新版，羊土社，東京，p.115, 2022年を参考に筆者作成］

表2に記した.

3.　身体的苦痛を過小評価しない

　疼痛や呼吸困難が不眠の原因になることはイメージができるだろうが，尿閉や便秘による強い尿意や腹部膨満感は見逃されやすい．筆者は高齢男性の前立腺肥大の患者が夜間不穏になり診療を依頼され，尿道カテーテル挿入により大量の尿の流出が得られた後に睡眠を確保した症例を経験している．オピオイドの副作用として尿閉が時にあり，「力を入れてもおしっこが出ない」という訴えには十分に注意する．オピオイドやがん終末期による不動化は直腸部の便の硬化，滞留を起こし，強い腹部膨満感により不眠を起こすことがあり，摘便が時に有効なことがある．

4.　せん妄を誘発し得る薬剤の確認をする[5]

　せん妄を誘発する薬剤として，先述したオピオイドやベンゾジアピン系および非ベンゾジアゼピン系薬剤以外にも抗コリン作用を有する薬剤（パーキンソン病治療薬だけではなく，三環系抗うつ薬やH_2受容体拮抗薬を含むヒスタミン受容体拮抗薬，頻尿治療薬），ジゴキシン，キサンチン系気管支拡張薬，副腎皮質ステロイドなどが挙げられる．H_2受容体拮抗薬のファモチジンや頻尿治療薬のプロピベリンは臨床で頻用されるが，これらの薬剤によりせん妄をき

たし，それぞれプロトンポンプ阻害薬やβ_3受容体作動薬に変更することで症状の改善をもたらすことが経験される．また，化学療法による末梢神経障害に対してデュロキセチンが使用されていた患者に，がん疼痛治療を目的にトラマドールが併用され，セロトニン症候群（発汗，微熱，頻脈，感覚過敏を伴う過覚醒．時に錯乱を伴う）を誘発する報告がある．

なお，オピオイドや副腎皮質ステロイドについてはせん妄を惹起する代表的な薬剤とされるが，がんの身体的苦痛（疼痛や呼吸困難，脳転移による脳圧亢進症状）を緩和することが期待されるため，安易に減量をすることは難しい．これら苦痛緩和薬の用量調節については，緩和ケアの医療チームの協議のうえで検討する．

5．アカシジア，むずむず脚症候群の症状を知り，早期に発見する

アカシジアは抗精神病薬やドパミン受容体遮断作用を有する制吐薬で静座不能症状が誘発される病態であるが，両疾患ともに「下肢を中心とした落ち着きのなさ」という症状を特徴とする．

実際にこうする

むずむず脚症候群という病名のイメージから「足がむずむずする」という典型的な症状が思い浮かぶかもしれないが，その症状は多彩である．特に「動きたくて，1ヵ所にとどまっていられず，胸の奥から不安や焦燥およびソワソワ感が湧き上がるため，ベッドの中でゴロゴロしてしまう」と訴えることもあり，このような症状について問診を行う．

詳細は「1-3．イライラして怒っています（不穏）」（p.37）を参照いただきたい．

6．アルコール，ベンゾジアピン系薬剤など睡眠薬，抗不安薬の中断による不眠の症状の特徴を知り，早期に発見する

アルコール多飲歴（リスクとしては頭頸部がん，食道がんなどアルコール関連がん）およびベンゾジアゼピン，非ベンゾジアゼピン系薬剤を連用していた患者の入院によりこれらの物質使用が中断され離脱症状の1つである反跳性不眠が起きることがある．ベンゾジアピン系薬剤の離脱症状のリスクとして高用

量，長期間の使用，血中半減期が短い薬剤が挙げられるが，ゾルピデム5 mg/day程度でさえ，長期の連用であれば，その中止により反跳作用としての焦燥を伴う不眠が生じる．典型的な離脱症状は交感神経興奮による頻脈，発汗に加え，過覚醒としての落ち着きのなさ，振戦から始まり，やがて強い興奮を伴うせん妄に移行する．アルコール離脱症状においては小動物幻視（「身体の周囲に動物や小人の集団がありありとみえる」）が認められることがある．アカシジアやむずむず脚症候群と一部症状が重なるが，離脱症状の落ち着きのなさは，発汗や頻脈といった身体症状の随伴症状を伴い，飲酒およびベンゾジアゼピン系など睡眠薬，抗不安薬の濃厚な使用歴が鑑別点となる．詳細は「1-2．心配で落ち着きません…（不安）」（p.28）も参照いただきたい．

7. これら器質因を除外したうえでうつ病，不安障害，神経症性不眠について考える

何らかの精神症状が起きた場合，医療者は一般的に心理面での文脈から考える傾向にあるが，精神科スタッフはまずは上記器質因の存在を除外したうえで，下記のようにうつ病や不安障害，適応障害，神経症性不眠などについて考える（**図3**）．

① 低活動型せん妄，軽度のせん妄，認知症は感情の抑制ができなくなり，自発性の低下とともに安易に「死にたい」，「不安である」と訴え，うつ病と間違うことがある．まずは見当識障害，注意障害の有無を確認する．

② アカシジア，むずむず脚症候群は不安，焦燥を伴う．下肢の違和感以外に「1ヵ所にとどまっていられない」といった随伴症状の有無を確認する．

③ 疼痛や呼吸困難といった身体的苦痛が抑うつの原因になることがある．これらの苦痛緩和が得られることで気分は劇的に改善することがある．

④ 副腎皮質ステロイドがせん妄のみならず，焦燥感などの精神症状を呈することがある．苦痛緩和を目的に副腎皮質ステロイドを用いている場合，その投与量が適切なものか，緩和ケアに関するチームスタッフ間で協議する．

⑤ がん関連倦怠感は夜間の熟睡不良による昼夜リズムの崩れを招き，さらに疲労感を増悪させ，自発性の低下や抑うつ気分を起こす．がん患者のうつ病と鑑別が難しい領域である．筆者の経験であるが，「今まで治療意欲があった人が突然悲観的な認知に陥り，治療を一切拒否しはじめた」という場合はうつ病の存在を疑う．

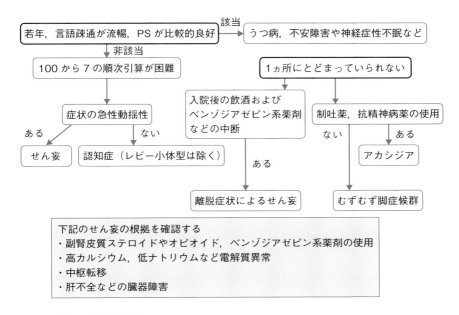

図3●不眠の原因の鑑別

⑥ 不安障害や適応障害は，「がんの告知」，「再発」といったわるい知らせの告知後に生じやすく，過去のがん治療にまつわるトラウマや再発の不安，生活への現実的な影響が課題となることが多い．

　なお，不眠をきたす病態として，その他にもレム睡眠行動障害や周期性四肢運動障害といった疾患があるが，これについては睡眠医学の成書を参照されたい．

症例の診断は？

診察で得たヒント 高齢，薬剤を服用したことを忘れた，脳梗塞の既往，入院後の連日のゾルピデムの使用
⇒せん妄：加齢や脳梗塞の既往を準備因子に入院という環境変化や睡眠リズムの崩れが誘発因子となり，ゾルピデムの連用という直接因子が加わったことでせん妄に陥った．

参考文献

1) Loh KP, et al：How do I best manage insomnia and other sleep disorders in older adults with cancer? J Geriatr Oncol **7**：413-421, 2016
2) Ohayon MM, et al：Meta-analysis of quantitative sleep parameters from childhood to old age in healthy individuals: developing normative sleep values across the human lifespan. Sleep **27**：1255-1273, 2004
3) Park SM, et al：Zolpidem use and risk of fractures: a systematic review and meta-analysis. Osteoporos Int **27**：2935-2944, 2016
4) 原田憲一：意識障害を診わける，診療新社，大阪，1980年
5) 井上真一郎：せん妄診療実践マニュアル　改訂新版，羊土社，東京，2022年

② 心配で落ち着きません…（不安）

症例

　40歳代女性．未婚，独居，生活保護受給．2年前に卵巣がんと診断され，化学療法に反応が乏しく緩和ケア優先の方針となった．自宅で訪問看護師・ヘルパーの定期訪問を受けながら月に1回程度外来を受診し，精神的に安定していた．

　数ヵ月前から経口摂取が徐々に低下し，腹水貯留が著明で体動困難となり，自宅生活が困難となったため，症状緩和目的に昨日入院した．入院時，明らかな意識の障害は認めず，血圧93/52 mmHg，脈拍82回/min，体温36.5℃，SpO_2 95%（room air）であった．主治医のカルテ記載によると，主訴は「お腹が張って苦しい」と腹部膨満が強いが，Numerical Rating Scale（NRS）2で疼痛の増悪はなかった．

　入院当日は落ち着いており穏やかで，問題となる言動はなかった．本日夜間になり，「眠れない，不安で落ち着かない」，「息が苦しい，死んでしまいそうだ」と訴えて廊下を歩き回ったため，看護師に制止された．看護師が20分ほど話を聞き，患者は何とかベッドに戻ったものの，同様の訴えが続いたため，当直医のあなたに連絡が入った．

陥りやすいピットフォール

- 「がんになって不安なのかもしれない．日中に改めて精神科に紹介すればよいか」と考えて，「不安なのは仕方ないですね，明日また精神科の先生に相談します」とのみ伝え，対応を終了した．
- **➡不安＝精神の問題と決めつけるのは短絡的．不安の原因には，身体疾患もある！**
- 「不安が強いなら，とりあえず抗不安薬を内服してもらえばよいか」と考えて，診察は行わず，不安時頓用のエチゾラム1 mg内服を看護師に指示した．
- **➡抗不安薬が必ず奏効するとは限らない．例えば，せん妄による不安では，抗不安薬により症状の悪化が懸念される．不安の原因の鑑別が先決！**

夜間の不安とは

　一般的に，不安とは不確実な脅威に対する心理反応であり，自律神経の過活動による動悸や発汗，思考面では集中の困難，身体面では筋肉の緊張や倦怠感を伴う[1]．本来は脅威に対する適応的反応だが，過度な場合は不適応的となり苦痛を招く．がん患者では，がんに罹患したことに対する不安，化学療法や放射線治療に対する不安なども相まって，不安を自覚する機会はもともと多いと予測されるが，通常予測されるよりも著しく強い不安の症状を認める場合や，パニック発作や，「すぐに死んでしまう」など明らかに誤った信念を有する場合などは，一般的に病的な不安と見なすべきであり，医療者は臨機応変な対応が求められる（**図1**）．

　そのうえで夜間の当直では，病的な不安の原因には精神疾患のみならず，せん妄やアカシジアなどが隠れており，しばしば夜間に顕在化し症状の悪化を呈し得る点に注意する．例えば，緩和ケアを受けているがん患者では，身体の衰弱や入院による環境変化も相まって夜間にせん妄が比較的容易に生じる可能性がある他，症状緩和に用いられる薬剤がアカシジアの被疑薬となる可能性があり，特に注意が必要である．夜間の当直では，まず不安の原因のアセスメントが適切にできるようにしたい．

正常な反応としての不安	病的な不安

病的な不安をより疑うべき特徴：
・通常予測されるよりも著しく強い症状
・時間が経っても軽減しない不安
・パニック症状など，強い症状が出現する
・誤った信念を有している（すぐに死んでしまうなど）
・日常生活に支障をきたす場合

図1●がん患者における不安の概念図
［小川朝生・内富庸介：精神腫瘍学クイックリファレンス，pp.66-68，創造出版，東京，2009年を参考に筆者作成］

不安のアセスメント・鑑別はこうする！

⭐

> **アセスメント・鑑別のポイント**
>
> ☑ 終末期のがん患者では**せん妄，レストレスレッグス症候群，アカシジア**が鑑別に挙がる！
>
> ☑ **せん妄は幻覚が目立たない場合もある**ので注意する！
>
> ☑ 軽微な意識障害の鑑別では，**見当識障害，会話の一貫性，カウントダウン**に着目する！
>
> ☑ **四肢の振戦，自律神経症状（発汗，頻脈など），直近の向精神薬の内服歴**に着目してアルコール離脱せん妄やベンゾジアゼピン離脱症状を見抜く！
>
> ☑ アルコール離脱せん妄では，**飲酒量や最終飲酒のタイミングも積極的に聴取する！**
>
> ☑ 意識障害がない場合は精神疾患の他，**アカシジアやレストレスレッグス症候群も考慮する！**

　夜間で時間が限られる中でも，次頁の**カルテのここに注目！**の記載はできるだけ確認すべきである．

　患者の状態を把握したうえで，診察時は以下を心がけたい．

1. バイタルチェックで緊急性の高い病態を除外する

　診察前に，可能ならば病棟スタッフにバイタルサイン（血圧，脈拍，体温，SpO_2，呼吸回数）をとるよう指示しておく．それが難しい場合は，自身で必ずバイタルサインをとる習慣を身につけたい．事前の情報で緊急性が一見なさそうでも，鑑別においてバイタルサインは欠かせない重要なデータである．不安とともに，強い呼吸困難や激しい胸痛，著しい血圧低下など急激な変化を認める場合には，当然ながら緊急性の非常に高い病態（心筋梗塞，肺塞栓など）を積極的に鑑別に挙げて対応する．そちらについては他の成書を参照されたい．

カルテの ここに注目!

初診時の担当医の記載から精神疾患の既往歴，内服薬の内訳に注目しよう！

直近受診時の訴え・入院時の記載から患者が何に困っているか，どのような精神状態で推移してきたかを把握しよう！

バイタルサインの変遷に注目して自律神経症状（頻脈，血圧上昇，体温上昇，過呼吸など）の出現を判断しよう！

入院後の看護記録から何時からどのような変化が生じているかを把握しよう！
例：少しそわそわしている，落ち着かずに体動が多い，
　　会話がややかみ合わない場面がある

直近のメディカルスタッフの対応記録から最近の自宅生活の変化を check しよう！
☑ 訪問看護の利用状況　　☑ 自宅での様子
☑ 飲酒習慣　　　　　　☑ 内服の状況

2. 診察で意識障害をチェックする

こう考える

　バイタルサインに緊急性を示す所見（ショックバイタルを疑うべき，収縮期血圧 80 mmHg 未満や呼吸数 20 回/分以上など）を認めず，顕著な意識レベルの低下（著明な応答遅延や昏睡など）を呈していない場合は，患者の訴えを聴取し，身体診察を行い，方針を決定していく．

　不安の鑑別において最初に注意すべき最も重要な点は，**意識が清明か否か**である．意識が清明であれば，精神疾患（不安障害，パニック障害など）か，レストレスレッグス症候群ないしアカシジアの可能性を考慮する．一方で，意識

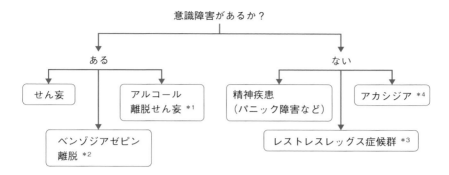

図2●がん患者における，病的な不安の原因の鑑別

*¹ アルコール多飲歴があり，突然の飲酒中断が生じた場合，24～72時間以内に自律神経症状を呈しやすい
*² 長期（3ヵ月以上）のベンゾジアゼピン系薬剤を内服しており，突然の内服中断が生じた場合，アルコール同様に自律神経症状を呈しやすい
*³ 下肢の不快感，症状が夜間に増悪する，下肢を動かすことで症状が改善する傾向がある
*⁴ 最近になり新規に開始された制吐薬や向精神薬がある場合，また開始後に明らかに症状が増悪している場合は積極的に疑う

が清明でない場合は，せん妄やアルコール離脱せん妄，ベンゾジアゼピン離脱などの可能性を考慮する（図2）.

実際にこうする

　問診の際は患者の話を遮らず，5分程度はありのままに話をしてもらう. **話の内容が論理的に一貫しているか，話す様子やスピードに明らかな違和感はないか，また患者の四肢の動きや姿勢に不自然な様子がないかに着目する.** 見当識障害の場合は時間・場所・人物の誤答が見られ，注意障害の場合には注意の集中・維持ないし転導の障害が見られる.

　軽微な意識障害の場合，話がおおむね成立してもわずかに話が噛み合わず，細かな注意の欠如が話の端々で見られることが少なくない. また，「100から1ずつ少ない数を，私が制止するまでカウントしてください」との問いがしばしば有効である[2]. 軽微な注意障害が存在すると，数字の桁や10の位の数字が変化する際に誤答が生じやすい（数字が増える方向にカウントしてしまうなど）.

　さらに，レストレスレッグス症候群やアカシジアの場合は，落ち着かず体を動かしたり，そわそわとした様子が会話中に認められやすい.

3．原因を鑑別する

a．意識障害がある場合

ⅰ．せん妄（アルコール離脱やベンゾジアゼピン離脱以外の原因）

　せん妄を問診から見抜くには，見当識障害や注意障害の有無に着目するとよい．意識障害が軽微なせん妄では，短時間の場当たり的な会話は成立してしまい，かなり注意しなければ見抜くことが難しいケースもあるので，注意障害の有無を重点的に確認する．前述のカウントダウンによる問診がしばしば有効である．

ⅱ．アルコール離脱せん妄

　臨床の場面ではアルコール摂取の有無にあまり注意が払われていないことが多いが，不安や不眠の症状が強く自宅で飲酒をすることで何とか症状を軽減さ

---

memo

夜間の問診のコツ

①大部屋では患者が話しづらいケースや他患者の入眠の妨げになる可能性を勘案し，できれば個室にて診察を行いたい．また診察の際，病棟スタッフの同席を患者が拒否しないならば，患者の病状を密に共有するためにスタッフの同席を検討してもよいだろう（ただし夜間は病棟のマンパワーに限りがあり困難な場合には，診察後に患者の状態を病棟スタッフに申し送り，正確に共有する習慣を必ず身につけたい）．

②医師が来たことに反応して不安や警戒を示す患者も時に存在するため，まず挨拶の後，「不安で落ち着かないご様子だと伺って診察に参りましたが，どのようなことでお困りでしょうか」と，診察の目的を明確に伝え，問うてみるとよい．この時，初対面の患者に威圧感を与えないように注意する．臥床している患者に対しては，適宜しゃがみこんで目線の高さを合わせ，穏やかに話しかける．

③見当識障害や注意障害の確認においては，患者が指示に対して拒否的な場合や，問い方によっては馬鹿にされたと感じる場合もある．特に患者の不安や苛立ちが強い場合，施行が難しい場面も少なくない．このような場面では臨機応変に，「○月○日ごろから不安の症状があるのですね…そうすると今日までどの程度，症状が続いているのでしょうか」と会話の中で自然に問うてみるのもよい．正答であれば患者に見当識の問題はなく，注意障害の可能性も低い．

表1 ● 離脱症状の特徴

- **小離脱**（最終飲酒から7〜48時間）：精神症状として不安感，焦燥感，軽度の質見当識，一過性の幻覚など．自律神経症状として手指の振戦，発汗，頻脈など．
- **大離脱**（最終飲酒から48〜96時間）：上記の他，振戦せん妄の出現．

せてやり過ごしている患者や，もともと大酒家であった患者ががんに罹患するケースもしばしば見受けられる．特に食道がんや肝臓がん患者，肝障害，肝硬変および慢性膵炎などの既往歴がある患者では，アルコール多飲歴がある可能性を念頭に対応した方がよいだろう．

なお，アルコール依存症でなくとも大酒家である場合は，総じてハイリスクと考えてよい．

アルコール離脱症状の場合，会話はおおむね問題なく成立することもあるが，症例によっては軽微な意識障害を伴う．患者は不安の他に，気分の苛立ちや興奮を伴うことも多く，落ち着かず部屋や廊下を歩き回る．また，壁のしみが「たくさんの小さな虫が這っている」ように見えたり，点滴ルート類が「人の腕で体を押さえつけられている」ように見える錯視や，「赤い服の小人がたくさん歩いている」，「小さな虫がたくさん飛んでいる」などの幻視を訴える場合もある．随伴する自律神経症状として，発熱，高血圧，動悸，発汗，頻脈，散瞳を認めることがある．これらの離脱症状は，最終飲酒からの時間によって小離脱および大離脱に分類され，**表1**の特徴がある[3]．

ⅲ．ベンゾジアゼピン離脱

軽微な意識障害を伴う見落とされやすい不安の原因の一つである．もともと不安の症状がある場合や，慢性的な肩こりなどの症状がある場合，精神科のみならず内科や整形外科からも対症的に短時間作用型のベンゾジアゼピンが処方されていることがある．

比較的長い期間（数ヵ月以上），高用量のベンゾジアゼピンを内服している患者が，突然内服を中断すると，1日程度で離脱症状として不安や落ち着きのなさなどの精神症状，また頻脈や発汗などの自律神経症状を呈することがある．特に，高用量の短時間作用型ベンゾジアゼピンの複数内服で生じやすい．ベンゾジアゼピン中断は，患者の持参忘れや入院後の内服薬からの漏れ，処方の出し忘れが原因で生じやすい．これを防ぐには，初診時や入院時カルテと入院後の処方でベンゾジアゼピン系薬剤の量と種類が一致しているかも含めて再確認

表2●パニック障害（パニック症）の定義

①動悸，心悸亢進，または心拍数の増加　②発汗　③身震いまたは震え　④息切れ感または息苦しさ　⑤窒息感　⑥胸痛または胸部の不快感　⑦悪心または腹部の不快感　⑧めまい感，ふらつく感じ，頭が軽くなる感じ，または気が遠くなる感じ　⑨寒気または熱感　⑩異常感覚（感覚麻痺またはうずき感）　⑪現実感消失または離人感　⑫抑制力を失うまたは"どうかなってしまう"ことに対する恐怖　⑬死ぬことに対する恐怖

また，発作のうちの少なくとも一つは，以下の一つまたは両者が1ヵ月（またはそれ以上）続くとしている．
　（1）さらなるパニック発作またはその結果について持続的な懸念または心配（例：抑制力を失うなど）　（2）発作に関連した行動の意味のある不適応的変化（例：パニック発作を避けるような行動など）

［American Psychiatric Association：DSM-5-TR™ 精神疾患の診断・統計マニュアル，日本精神神経学会（日本語版用語監修），医学書院，東京，p.227，2023年より抜粋し引用］

することが重要である．

b．意識障害がない場合

ⅰ．パニック障害

　パニック障害（パニック症）は，DSM-5-TR（精神医学の分類と診断の手引き）の定義で，「繰り返される予期しないパニック発作．パニック発作とは，突然，激しい恐怖または強烈な不快感の高まりが数分以内でピークに達し，その時間内に，以下の症状のうち4つ（またはそれ以上）が起こる」とされる（表2）[4]．

　ただし，パニック障害の診断基準のいずれの症状も非特異的であり，診断は，上述した意識障害を除外の上，またアカシジアやレストレスレッグス症候群を除外してはじめて可能性として考慮すべきものである．

　実臨床では，精神疾患の有無の情報があればより診断しやすいが，精神疾患があっても，他の鑑別をまず除外する習慣を忘れないようにしたい．

ⅱ．うつ病

　DSM-5-TRのうつ病の定義には，「不安」の症状の記載がない．しかしながら，実臨床ではうつ病の患者が不安を訴えることはまったく珍しくなく，不安の訴えを認めた場合は，DSM-5-TRに定義される他の症状が併存していないか注意して確認するように心がけたい．既往歴にうつ病がある場合や抗うつ薬が処方されている場合にも，十分に注意を払いたい．

iii．レストレスレッグス症候群

やはり見落とされやすい不安の原因の一つである．居ても立ってもいられないほどの不快な下肢のむずむずした症状が出現し，特に夜間に症状が増悪する．下肢を動かすことで軽減することが多いため，結果的に動き回ったりベッド上で体動が激しくなったりする．この症状が不安ないし不眠につながるが，積極的に聴取して検索されなければ，患者自身も気づいていないことが多く，また悪性腫瘍にしばしば合併するため，緩和ケアにおける不安の症状を鑑別する際はぜひとも念頭におく．

なお，レストレスレッグス症候群はレビー小体型認知症にしばしば随伴する症状の一つであり，高齢で認知機能低下を伴うがん患者で不安を認める場合も，同様に問診を忘れないように心がけたい（自宅でも症状を認めることが多いため，本人や家人からの情報が重要である）．

iv．アカシジア

アカシジアは中年女性に多く，不安症状は夕方〜夜間に増悪する傾向がある．鑑別では，症状の出現時期が重要である．疑わしい制吐薬や向精神薬などの薬剤（オランザピン，ミルタザピン，メトクロプラミド，プロクロルペラジンなど）が開始されてから数日内に出現した症状であれば，原因としてアカシジアを即座に挙げられるようにしておきたい．

なお，従来型抗精神病薬によるアカシジアの発現率は8〜76％と非常に高いとされ，非定型抗精神病薬でも，アリピプラゾールで23〜42％，リスペリドンで7〜50％，オランザピンで3〜16％，クエチアピンで2〜13％と決して低くはないことに注意する[3]．

> **症例の診断は？**
>
> **診察で得たヒント** 見当識障害，注意障害，頻脈，発汗，上肢の振戦，アルコール多飲歴
> **⇒アルコール離脱せん妄**：入院前にアルコールで病気に対する不安を紛らわせていた．

参考文献

1） 小川朝生，内富庸介：精神腫瘍学クイックリファレンス，pp.66-68，創造出版，東京，2009年
2） 田宗秀隆，他：軽い意識障害を診分ける -100 countdown と注意力障害．精神科治療**31**：381-386, 2016
3） 上條吉人：精神疾患のある救急患者対応マニュアル第2版，医学書院，東京，2017年
4） American Psychiatric Association：DSM-5-TR™ 精神疾患の診断・統計マニュアル，日本精神神経学会（日本語版用語監修），医学書院，東京，2023年

③ イライラして怒っています（不穏）

症例

　70歳代男性．市役所に長く勤めていたが，60歳で定年退職．以後，趣味の農業をやりながら，妻と2人で田舎暮らしをしていた．アルコールについては機会飲酒程度であった．

　70歳を過ぎたある日，腹痛や食欲低下を認めたため近医を受診したところ，精査にて膵臓がん（Stage IVb）が判明した．入院のうえ化学療法が開始となり，腹痛に対してフェンタニルが投与された．入院してから約2週間が経過したころ，夜中0時過ぎに部屋の外に立っているところを看護師が発見．慌てて近づくと，不機嫌そうに「あんたは誰じゃ！」と声を荒げた．薬を勧めるも「あんたが飲め．わしは飲まん！」，「こんなところに閉じ込めおって．すぐ家に帰るからな！！」などと易怒的な様子で制止がきかない状態となり，当直医のあなたに連絡が入った．

陥りやすいピットフォール

- 「イライラしているのであれば，まず間違いなくせん妄だろう」と考えて，診察を行わず，看護師に口頭で指示を出した．
- ➡高齢の患者が夜中にイライラしている場合，たしかにせん妄の可能性は高いが，**他の疾患との鑑別が必要なことから，必ず対面での診察を行う．**また，イライラして怒っている患者に少人数で対応する夜勤の看護師は，不安な気持ちでいっぱいであるため，**病棟に足を運んで，一緒に患者対応を行うなど，看護師に対してねぎらいの気持ちをもって接する．**
- 「薬が飲めそうにないなら，注射薬のハロペリドール（セレネース®）を出しておこう」と考えて，既往歴や検査所見を確認せずにハロペリドール1Aの指示（適応外使用p.107参照）を出した．
- ➡ハロペリドールは，**①パーキンソン病，②重症心不全，③レビー小体型認知症に対する投与が禁忌**とされており，また高齢者の他，肝・腎機能障害や全身状態がわるい患者では開始用量を少なめにすることが望ましい．一方，不穏がより顕著な場合，ハロペリドール単独では鎮静作用が不十分なことも多く，ベン

ゾジアゼピン受容体作動薬やヒドロキシジンなどの併用が必要となるかもしれない. **診察に加えて既往歴や検査所見をチェックし, 総合的な観点から薬剤を選択する.**

● 「不穏が強いのであれば, 今夜だけでも行動制限をしておこう」と考えて, ただちに身体拘束を行うよう指示を出した.

➡ 「朝まで乗り切る」という視点は重要だが, いったん身体拘束が開始されると「また（あの時のように）不穏になるのでは？」と結果的に長期間継続されてしまうことも多い. **夜間であっても身体拘束の必要性について, ①切迫性, ②非代替性, ③一時性, の３原則に沿って評価を行い, 安易な身体拘束は避ける.**

不穏とは

　大辞林（三省堂）によると, 不穏とは「穏やかでないこと, 危機や危険をはらんでいること」である. この「不穏」という言葉は, 臨床現場においてさまざまな意味として使われているが, 単に「怒り」だけでなく自傷や他害につながる危険が高い「暴力行為」, 転倒・転落に直結しやすい「徘徊」など, 精神面のみならず行動面にも大きな問題が生じている状態をここでは「不穏」としたい.

　まず注意すべきは, 「不穏＝せん妄」と単純にとらえないことである. すでに述べたように, 患者に不穏がみられた場合, せん妄だけでなくアカシジアやレストレスレッグス症候群の他, もともとの精神疾患が悪化した可能性もある. また, 認知症がある場合はBPSD（behavioral and psychological symptoms of dementia：行動・心理症状）も考慮に入れる必要があり, 各病態によって対応が大きく異なるため, 正確に鑑別を行うことが求められる.

　とはいえ, 夜間に不穏を認めた際, 実際にはせん妄の可能性が最も高い. せん妄には日内変動がみられ, 夕方から夜間にかけて症状が顕著となるため, その特徴から「夜間せん妄」とよばれることもある. したがって, まずはせん妄を正確に診断できるようにしておくことがポイントである[1].

不穏のアセスメント・鑑別はこうする！

> **アセスメント・鑑別のポイント**
>
> ☑ がん患者に不穏を認めた際，**せん妄の他，BPSD，既存の精神疾患（統合失調症やパニック障害など）の悪化，アカシジア，レストレスレッグス症候群，身体的苦痛（痛みや呼吸困難）に伴う反応**などが鑑別に挙がる！
>
> ☑ 中でも，せん妄が最も高頻度にみられることから，**まずはせん妄の評価を行う！**
>
> ☑ せん妄の評価では，見当識障害や注意障害の有無を確認するが，興奮が強い患者に対して安易に尋ねると，感情を逆撫でしてさらにヒートアップすることがあるため，その**言動の観察によって評価を行う！**
>
> ☑ アルコール離脱せん妄は，一般的なせん妄とアプローチが異なるため，**一日飲酒量や連続飲酒の有無，最終飲酒日（時間）などを確認し，見逃さないように注意する！**
>
> ☑ 既存の精神疾患の悪化が考えられる場合，**可能であれば精神科医に診察を依頼する（もしくは精神科医の主治医に電話などで相談する）！**
>
> ☑ アカシジアやレストレスレッグス症候群の特徴や鑑別点について，十分に理解しておく！
>
> ☑ いずれの病態でも，痛みや呼吸困難などの身体的苦痛が合併している可能性があるため，**必ず身体症状に対する評価を行ったうえで，夜中であっても積極的な治療やケアにつなげる！**

1. 不穏に対するアセスメント

　がん患者に不穏を認めた場合，**表1**を念頭において鑑別を行う．ただし，例えばせん妄を例に挙げると，ある時間になって突然不穏を発症したというよりは，その数時間前から落ち着かない様子がみられはじめていることが多い．つまり，当初は「不安」と考えられていたものの，時間の経過とともに焦燥や興奮がみられ，「不穏」にいたるケースがほとんどである．したがって，**「不穏」の鑑別についても，基本的に前項「1-2. 心配で落ち着きません…（不安）」**

表1●がん患者にみられる不穏の鑑別

①せん妄（アルコール離脱せん妄を含む）
②BPSD
③既存の精神疾患（統合失調症やパニック障害など）の悪化
④アカシジア
⑤レストレスレッグス症候群
⑥身体的苦痛（痛みや呼吸困難など）に伴う反応

表2●注意障害を疑うポイント

・服装がだらしない
・複数の医療者がいることに気づいていない
・こちらが話をしている最中でも，視線がよくそれる
・些細な言葉の言い間違いや，聞き間違えがある
・話の筋道がそれる
・訴えに一貫性がない

［井上真一郎：せん妄診療実践マニュアル 改訂新版，羊土社，
東京，2022年より引用］

(p.25) と同じプロセスで評価を行うのがよいだろう．

　具体的には，「バイタルチェックで緊急性の高い病態を除外する」，「診察で意識障害をチェックする」，「原因を鑑別する」の流れで進めることになるため，前項を再度ご確認いただきたい．ここでは，後者2つについて，「不穏」に特異的な内容を追記しておく．なお，精神疾患の既往がある場合，医療者はそれに引きずられてその再燃・悪化と考えてしまうことが多いため，まずはせん妄の評価を必ず行うよう注意しておきたい．

2．意識障害の評価方法

　意識障害の評価において，前項では注意障害の有無を確認することが重要とされており，「100から1ずつ少ない数を，私が制止するまでカウントしてください」という問いかけが有効であると紹介されている．ただし，不穏を認める患者の場合，情動不安定で易怒的となっているため，安易にこの問いかけをすると激高される可能性が高い．そこで，患者の言動をよく観察したうえで，**表2**[1] のような微候がみられた場合は，せん妄を疑うのが実践的である．

　なお，不穏の患者を評価する際には，常に医療者自身の安全確保という視点

をもつことも重要である．患者の怒りがさらにエスカレートする場合，決して1人で対応するのではなく，人を集めることが求められる．したがって，夜間における院内の緊急連絡先については，常日頃から必ず知っておくようにしたい．また，不穏でみられる暴力行為が重大な医療事故につながらないよう，警備・保安体制の強化に加えて，あらかじめ暴力対応・防止マニュアルを整備しておき，それに沿った対応を心がける必要がある．

3. 原因を鑑別する

不穏の原因でしばしばみられるのがBPSDであり，せん妄との鑑別が問題となる．BPSDとは，認知症の中核症状（記憶障害や見当識障害など）を基盤として，背景に痛みや便秘などの身体症状があるか，または環境変化や周囲の対応などに対して不適応をきたした状態と考えられる．したがって，BPSDであれば痛み止めの使用やトイレ誘導，安心できる環境の整備，コミュニケーションの工夫などで落ち着く可能性があるため，両者を正確に鑑別することが重要となる．なお，せん妄と認知症の鑑別点として，発症様式（せん妄は急性，認知症は慢性），意識状態（せん妄では混濁，認知症では清明），日内変動（せん妄では夜間に増悪，認知症では目立たない），知覚障害（認知症でも出現することはあるが，せん妄でより頻度が高い）などを知っておきたい．

その他，がん患者では制吐薬が投与されていることも多く，それによる薬剤性のアカシジアは極めて見逃されやすい．臨床現場では，イライラや落ち着きのなさを認め，せん妄や不安障害などと評価されている患者において，実はアカシジアだったというケースが一定数存在する．そこで，アカシジアの原因薬剤が投与されていないかどうか，必ず確認するようにしておきたい（**表3**）[2]．

表3 ●アカシジアの原因となり得る薬剤

薬剤の種類	代表的な薬剤
抗精神病薬	• ハロペリドール • プロクロルペラジン • クロルプロマジン • レボメプロマジン • リスペリドン • アリピプラゾール • ペロスピロン • オランザピン • クエチアピン • スルピリド • チアプリド　など
抗うつ薬	• アミトリプチリン • アモキサピン • イミプラミン • クロミプラミン • マプロチリン • ミアンセリン • スルピリド • トラゾドン • ミルタザピン • フルボキサミン • パロキセチン • セルトラリン • エスシタロプラム • ミルナシプラン　など
抗てんかん薬 気分安定薬	• バルプロ酸　など
抗不安薬	• タンドスピロン
抗認知症薬	• ドネペジル　など
消化性潰瘍 治療薬	• ラニチジン • ファモチジン • スルピリド
消化器用薬	• メトクロプラミド • ドンペリドン • イトプリド • オンダンセトロン • モサプリド
アレルギー疾患 治療薬	• オキサトミド

表3●つづき

降圧薬	• マニジピン • ジルチアゼム • メチルドパ
抗がん薬	• イホスファミド • カペシタビン • フルオロウラシル
その他	• フェンタニル • インターフェロン　など

[厚生労働省：アカシジア重篤副作用疾患別対応マニュアル，2010 ＜https://www.mhlw.go.jp/topics/2006/11/dl/tp1122-1j09.pdf＞（最終確認2024年4月23日）より引用]

memo
転倒・転落について

　せん妄の患者に徘徊がみられた際，転倒・転落による骨折が懸念される．二次合併症による入院の長期化は，可能な限り避けるべきであることは言うまでもない．

　そこで，**せん妄ハイリスクと考えられる患者では，ベンゾジアゼピン受容体作動薬の使用を避けることが特に重要である**．これは，ベンゾジアゼピン受容体作動薬がせん妄を引き起こしやすいだけでなく，筋弛緩作用によって転倒・転落のリスクが高くなるからである．

　転倒・転落の予防対策として，いくつかの非薬物療法が有効とされている（表4）．これらについては，入院時から行うことが理想ではあるものの，この症例のようにせん妄を発症してからであっても決して遅すぎることはない．でき得る対策は，確実に行っておきたい．

表4●転倒を防ぐための非薬物療法

- トイレまでの移動距離をなるべく短くする
- ポータブルトイレは適切な位置に置く
- 夜間の照明を確保する（うす暗く）
- ベッドのストッパーをかけておく
- 低床ベッドを設置する
- ナースコールを手の届きやすいところに置く
- ベッド周囲を整理整頓し，動線に障害物を置かない
- 離床センサーを設置する
- 段差を減らす
- 床が濡れていないか確認する
- 踵のついた滑りにくい靴（履き慣れたもの）を使う
- 歩行補助具（杖，歩行器など）を利用する
- 手すりを設置利用する
- 頻回に訪室する

［井上真一郎：せん妄診療実践マニュアル 改訂新版，羊土社，東京，p.96，2022年より引用］

症例の診断は？

診察で得たヒント 急性発症，日内変動，見当識障害，注意障害，機会飲酒，オピオイド投与後
⇒**オピオイドによる薬剤性せん妄**

参考文献

1) 井上真一郎：せん妄診療実践マニュアル 改訂新版，羊土社，東京，2022年
2) 厚生労働省：アカシジア重篤副作用疾患別対応マニュアル，2010〈https://www.mhlw.go.jp/topics/2006/11/dl/tp1122-1j09.pdf〉（最終確認：2024年4月23日閲覧）

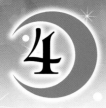

もう死んでしまいたい…
（希死念慮）

症例

　60歳代男性．元来まじめで神経質な性格．高校卒業後，工場に就職．40歳時に金属加工工場を立ち上げた．妻（60歳代）と娘（30歳代）と3人暮らし．職場は現在部下に任せている．経済的には起業の際の借金の返済が残っている．本人に精神科受診歴なし，家族に精神科学的負因なし．X−1年1月，急な発熱と倦怠感がみられたため近医を受診．肝門部胆管がん（T4 N0 M0 Stage ⅣA）と診断された．手術適応外と判断され，同年2月にメタリックステントを左右胆管に留置，化学療法が開始となった．同年2月初旬に発熱や黄疸が出現し，ステント閉塞による閉塞性黄疸と診断され，内視鏡的経鼻胆道ドレナージが施行された．2月中旬には内瘻化が行われ退院となった．しかし同年3月初旬に再度ステント閉塞による発熱，倦怠感のため再入院となった．入院2日目の夜になり，「もう死んでしまいたい」とナースコールを首に巻いているところを夜勤の看護師が発見，当直医のあなたに連絡が入った．

陥りやすいピットフォール

- ●「そんなこといってはダメです」，「家族が悲しみます」のような医療者の考えを押し付け，患者の感情の表出を否定・遮断するような声かけを行った．
- ➡ **患者はあなたにだから打ち明けている**可能性がある．想いを否定されているように感じ，信頼を損ねてしまい，あなたに気持ちのつらさを表出してくれなくなるかもしれない．
- ●何かあったら大変だと思い，応援を呼んだ．
- ➡ 目の前にいるあなたが自分を見捨てているように感じてしまう恐れがある．**まずはあなたが耳を傾けよう**．1人ですべて対応するのはよくないが，多くの人で対応すると萎縮してしまい，何もいえなくなってしまう．そのため多くとも3人までの介入に留める（ただし，自殺企図が切迫している時はその限りでない）．
- ●落ち着きがなかったので，すぐに向精神薬を飲ませようとした．

➡上記と同様，気持ちのつらさを表出する機会を薬剤によって奪ってしまうことになる．しっかり診察した後，必要と判断すれば患者もしくは家族に説明し，同意を得たうえで使用する．

夜間の希死念慮とは

　一般的に，がんに罹患すると治療の時期を問わず，身体的，精神的苦痛を感じることは少なくなく，自殺した患者の身体的疾患として，がんが最多（35％）であることが知られている．そのうち49％が死にたいと希死念慮を口にする，抑うつや不安など精神症状が悪化している，過去の自殺関連行動があるなど，何らかの兆候があったと報告している[1]．疾患により機能低下を起こし，仕事ができなくなる，家族に迷惑をかけているといった社会的苦痛や，自身の存在価値や人生について，悩み，苦しむといった実存的苦痛（スピリチュアルペイン）などのような全人的苦痛（total pain）により，「もう死んでしまいたい」，「終わりにしてしまいたい」と思うことも少なくない（スピリチュアルペインについては「2-10．スピリチュアルペインへの対応」（p.184）も参照）．がん患者の自殺は，診断後1年以内に多いという報告[2]があるが，進行がん・終末期がん患者においては，希死念慮が10〜20％程度の患者で報告されている[3]．

　病床で夜間，眠れずにいると，1人でこれらの苦痛と向き合うこととなり，その結果，訴えが出てくることもある．これらの訴えを目のあたりにした時，私たち医療者は，「自殺してしまったらどうしよう！」と動揺し，混乱してしまうこともある．夜間でマンパワーが少ない中，突然患者に希死念慮を訴えられた場合，医療者が動揺するのは当然である．しかし，一番動揺しているのは他でもない「患者」である．どうして「死にたい」と思うのか，冷静に耳を傾けることからはじめる．「死にたい」＝「死ぬ」ではなく，その心理過程には**図1**のような段階を行き来していると考えられている[4]．「死にたい」＝「助けて」の表現ととらえて，向き合っていく中で，患者が現在，どの段階にいるかを探索していくことが重要である．

```
┌─────────────────────────────────┐
│      耐え難い苦痛（つらい）        │
└─────────────────────────────────┘
┌─────────────────────────────────┐
│ 間接的な希死念慮（死ねたらいいのにな）│
└─────────────────────────────────┘
┌─────────────────────────────────┐
│      希死念慮（死にたい）         │
└─────────────────────────────────┘
┌─────────────────────────────────┐
│   自殺の計画（こうやって死のう）    │
└─────────────────────────────────┘
┌─────────────────────────────────┐
│    自殺企図（もう死のう）         │
└─────────────────────────────────┘
┌─────────────────────────────────┐
│        自殺（…）               │
└─────────────────────────────────┘
```

図1●希死念慮の段階

希死念慮のアセスメント・鑑別はこうする！

> **アセスメント・鑑別のポイント**
> ☑ 傾聴していく中で，日中との違い＝変動性がないか，つじつまの合わない発言がないか，幻覚（特に幻視）や妄想などのようなせん妄症状がないか確認する！
> ☑ 低活動型せん妄は見逃されやすいので，特に注意する！
> ☑ 希死念慮にまでいたった苦痛を聞き出し，対応可能な苦痛なら緩和する．すぐに対応できない苦痛であっても，**緩和する努力をすることを保証する！**
> ☑ 切迫した様子や具体的な自殺企図の方法について考えた様子がある場合は，**注意が必要**である！

　夜間で時間が限られる中でも，次頁の**カルテのここに注目！**の記載はできるだけ確認すべきである．このようにできるだけ患者の状態を把握し，診察時は以下を心がける．

カルテの ここに注目!

入院時の記載や最近の診療録から治療の経過，入院にいたった経緯，疾患により，患者の家庭や仕事に影響が出るなどの社会的な苦痛がないか確認しよう！

精神疾患の既往，向精神薬の使用歴，自殺企図歴，精神科学的負因（精神疾患の家族歴）がないか確認しよう！

身体的な苦痛（疼痛や呼吸困難，倦怠感など）が，十分にコントロールできているか確認しよう！

せん妄を鑑別するために，日中の様子と変動性がないか，確認しよう！

抗精神病薬や制吐薬などにより，アカシジアが苦痛の原因になっていないか内服薬を確認しよう！

1. しっかり話が聞ける環境を設定する

　診察前に，患者が安心して話を聞くことができる場所を確保してもらう．閉塞感がなく，オリエンテーションがつきやすい，周囲に危険物がない場所が望ましい．病室で診察を行う場合は，必ず患者にここでよいか了承を得る．

2. 精神疾患，自殺企図歴の有無を確認する

　希死念慮の表出を伴うような苦痛状態の持続は，精神疾患の診断にいたることが多く，最も頻度が高いものがうつ病である．また，複数の自殺企図歴があると，再企図の危険性が上昇するため必ずチェックしておきたい．直接的な希死念慮の訴えがない場合でも，表情が暗い，言葉数が少ない，ずっと涙を流して言葉を発しないなど，抑うつ状態が疑われた場合は，「死にたい気持ちはないですか？」と希死念慮の有無を確認する．希死念慮を尋ねることが，自殺企図を促進するという報告はなく，むしろ自分の思いを表出することで，落ち着くことも多い．

3. せん妄の有無を確認する

　傾聴する中で，つじつまの合わない言動や，失見当識，幻覚・妄想などの症状が認められた場合は，せん妄を疑う．直接的に見当識を確認することは患者の自尊心を傷つける可能性があるため，質問の中に，「○○さんが若いころは何か大きなイベントはありましたか？」，「△△があったということは，○○さんは…何歳でしたっけ？」など質問を工夫する．せん妄の症状によって希死念慮を訴えることがあるので，注意が必要である．特に低活動型せん妄は見逃されやすく，うつ病との鑑別が難しいことがあるため，より慎重に判断したい．詳しくは「1-1.　どうしても眠れません（不眠）」（p.16），「1-2.　心配で落ち着きません…（不安）」（p.27）を参照．

4. 希死念慮にいたった苦痛を緩和する

　死にたいと思った耐え難い苦痛，例えば，疼痛や呼吸困難，倦怠感が認められた場合には，オピオイドやステロイドなどの薬物療法だけでなく，昼夜問わず苦痛を和らげるケアがないかを考える．患者の思いをしっかりと傾聴したうえで，切迫性や計画性のある希死念慮を認めた場合は，1人で対応しようとせず，他のスタッフや当直医などの応援をよぶ．気持ちのつらさの専門の医師に診てもらうことを説明したうえで，心療内科医や精神科医が当直している場合は，診察してもらうことも考える．

　診察後の観察については上記対応にて，落ち着かれれば，あからさまに巡視頻度を増やすことは，監視されているように感じさせてしまい，望ましくない．気持ちのつらさが強くなるようなら，いつでもよんでもらってよいことを保証し，他患者への対応で訪問した際に気をかけるなど，無理のない範囲で観察を行う．また，全身状態の管理のためにモニターを装着している場合は，モニター波形の変化に注意を払う．

　図2に希死念慮への対応の流れを示す．

実際にこうする

　近年，日常的にスクラブなどを着用する医療者が増えてきているが，特に高齢者は恰好だけではどの職種かわからないことが多い．医師が診察に来たことを示すため，スクラブの上からでもよいので白衣を着ていく方が望ましい．病

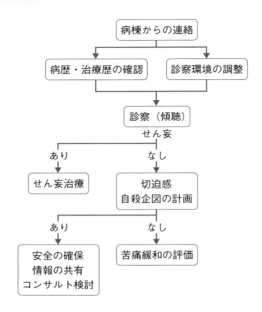

図2●希死念慮への対応の流れ

歴・治療歴を確認したうえで，患者が安心できる環境，例えば診察室や整頓された処置室などで診察を開始する．自己紹介をしたうえで，患者と視線を合わせながら座り，落ち着いた口調と声量で話しかける．どうして「死にたい」と思うのかオープンクエスチョンを用いて，患者の感情の表出を促すようにする．

表1に希死念慮を訴える患者に対する声かけとして不適切なものと適切と考えるものを示す．死にたいと訴える患者を否定したり，審判的な，回避的な態度をとったりするのではなく，背景にある苦痛や満たされない思いを汲み取るようなコミュニケーションを心がけ，真摯に向き合う．

5. 原因を鑑別する

a. せん妄

　せん妄には，過活動型，低活動型，混合型があるが，最も見逃されやすいのは低活動型であるといわれている．せん妄を診察するうえで，大事なポイントは変動性である．入院前の様子や日中の様子を事前に把握することで，診察時

表1 ●希死念慮を訴える患者への声かけ

不適切	適切
• そんなこといってはダメです • 家族が悲しみますよ • 前向きにがんばりましょう • 生きていればいいことありますよ • 命を粗末にしてはいけません	• 詳しくお話を聞かせてもらっていいですか • どうしてそのように思われるのですか • 死にたいぐらいつらいのですね • つらい症状を和らげられないか一緒に考えさせてください

にその変動性に気づくことができる．また診察している途中でも，意識は変動する可能性があるため，患者の視線や態度，言動に注意を払う．

b．うつ病

前述したように，がん患者で希死念慮を訴える患者の中で，最も多くみられる精神医学的診断はうつ病である．夜間にうつ病であるかの評価を行うのは非常に難しい．希死念慮の他に，抑うつ気分，意欲の低下，興味の喪失，食欲の低下，不眠，不安・焦燥がないかを確認し，それらの症状を認めた場合はその旨をカルテに記載する．

c．耐え難い苦痛

ⅰ．身体的苦痛

がんに随伴する身体症状として，疼痛，全身倦怠感などが希死念慮の危険因子として挙げられている[5]．身体症状がコントロールできていない場合は，その症状が緩和できないか，継続的に評価し，ケアや治療法について検討する．

ⅱ．精神的苦痛

抑うつ気分や興味の喪失が強く認められた場合，すぐにこれらの症状を改善することは難しい．夜間に苦痛を訴えているということは，睡眠がとれていない可能性が高い．診察する中で，不眠が続くことへの苦痛を訴えた時は，薬物療法として，レンボレキサントなどのオレキシン受容体拮抗薬やトラゾドンのような適度な催眠・鎮静作用をもつ抗うつ薬を，患者の同意を得たうえで少量から使用する．

ⅲ．社会的苦痛

がんに罹患したことにより，これまでできていた仕事ができなくなってしまったといった喪失感や，このまま生きていては家族に迷惑をかけてしまうと

いう罪悪感から，希死念慮にいたることも少なくない．こうした背景にある患者の思いを，診察の中から汲み取っていくことも重要である．

iv．実存的苦痛（スピリチュアルペイン，p.184 参照）

　がんに罹患し死を意識するようになると，自分の存在意義や価値についてわからなくなり，苦痛を強く感じるようになる．先の人生が奪われることへの喪失感や，周囲との関係が途切れたと感じる孤独感，さまざまなことを自分でコントロールできなくなる無力感などが認められることがある．これらの苦痛が認められた場合は，これまで患者が歩んできた人生について詳しく聞く（ライフレビュー）ことにより，苦痛の緩和の一助となることが多い．

症例の対応は？

診察の1例 どうして死にたいと思ったのか傾聴しているうちに，①治療を受けても病気がよくならないこと，②先行きを考えると不安で夜も眠れないこと，③経営する会社の借金があり，周囲に迷惑をかけてしまうこと，④「なんのために生まれてきたのかわからない」などの苦痛を，涙を流しながら語られた．患者が話している間は，自分なりの解釈は行わず，支持的に傾聴した．一通り話を聞いたうえで，「○○さん，話しにくいことを打ち明けてくださってありがとうございます．いろんなつらさがあることはわかりました．私たち医療者でどうすればよいか，一緒に考えさせてもらえませんか」とこれからの苦痛緩和について一緒に取り組んでいくことを保証した．

⇒上記のような対応を試みても，落ち着かず自殺企図が切迫している場合は，**院内の当直責任者（責任当直医師や当直師長など）に連絡する**．詳細は「2-2．うつ病」（p.93）を参照されたい．

参考文献

1) Kawanishi C, et al：Proposal for suicide prevention in general hospitals in Japan. Psychiatry Clin Neurosci **61**：704, 2007
2) Yamauchi T, et al：Death by suicide and other externally caused injuries following a cancer diagnosis: the Japan Public Health Center-based Prospective Study.

Psychooncology **23**：1034-1041, 2014
3）国立がんセンター（編）：がん医療における自殺対策の手引き（2019年度版），pp.10-11
〈https://www.ncc.go.jp/jp/ncch/division/icsppc/020/ganiryou.pdf〉（最終確認：2024年
4月23日）
4）Breitbart W：Cancer Pain and suicide. Advance in Pain Research and Therapy, Foley
K（ed）, Raven Press, New York, pp.399-412, 1990
5）O'Connell H, Chin AV, et al：Recent developments: suicide in order people. BMJ **329**：
895-899, 2004

column

家族への説明・対応（家族とのコミュニケーション）

「壊れるほどICしても1/3も伝わらない」と20年以上前のアニメ主題歌に準えて茶化しつつも，多くの医療者は説明の難しさに悩んでいる．一方で，1/3伝われば十分なようにあらかじめ工夫して説明しようとする人は少ない．例えば「今日は①○○，②△△，③××の話をします.」と話す問題点を3項目程度までに限定して明示し，説明するのがスムースな理解を進めるコツである．特に，夜間など緊急の場合には重要度の高い問題点一つに絞ったうえで，①命の状況，②医学的な選択肢，③今後の見込みを焦点に話すとよいだろう．

①命の状況の説明

厳しい説明は精神的に負担感を感じるかもしれないが，できるだけ曖昧な表現を避け，たとえ子どもであっても理解できる説明を心がける必要がある．医療現場で頻用される「急変」という言葉の使用は可能な限り控えた方がよい．医療者の多くは不可逆的変化を想像し，患者・家族は可逆性への期待をもちがちだからである．ここに医療者と患者・家族の理解の隔絶の原因が潜んでいる．

②医学的な選択肢

選択肢の提示にあたり，医療者は「維持～悪化の軽減」を想定して説明するが，患者・家族は「向上・改善」とよりよい状況を想定して受けとることが多い．ここにも理解の隔絶の原因が潜んでいる．多くの治療は「悪化の下支え（維持）」が目標であることに留意して説明しなければならない．また，家族は自分なら絶対に選ばない選択を患者には強いることがある．これは「治療の選択＝命の選択」に感じてしまうことによる．同意の取得や自主的な選択の促進に主眼をおきすぎて，医学的な妥当性の乏しい選択をされないようにしたいものだ．時には医療者として，妥当性の高い選択を医療者として推奨することも重要なスキルである．

③今後の見込み

いざ実際に治療を開始すると，先行きが見通せないために，患者・家族の不安が増強することも多い．最終ゴール（予後）まで見据えた説明は必ずしも必要ないが，効果判定時期（時間や日の単位）をあらかじめ明示しておく必要がある．これと同時に，万が一長期化した場合の対応方針がどうなるかも併せて提示できるとよいだろう．緊急の説明は医療者以上に家族の混乱も強くなりがちである．できるだけシンプルかつ明快に説明することが重要である．

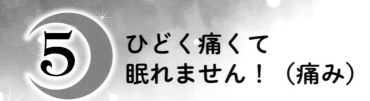

5 ひどく痛くて眠れません！（痛み）

症例

　70歳代男性．数ヵ月前に腰痛を発症し，徐々に悪化し外出が困難になったため，近医の整形外科を受診した．腰椎の溶骨性変化と肺腫瘤を指摘され，肺がん，腰椎転移の疑いで確定診断と疼痛コントロール目的に入院となった．

　入院時，明らかな意識障害は認めず，疼痛は安静時NRS2，労作時NRS8であった．強いがんの痛みに対しオピオイド持続注射でのタイトレーションが必要と判断し，開始した．また軽度の脱水の所見を認め経口摂取が進まないため，夕方から輸液が開始となった．

　夕方の回診の際には穏やかにベッド上で過ごされていた．同日夜間，担当看護師よりオピオイド持続注射の1時間量フラッシュを30分ごとに使用しているが落ち着かないと当直医のあなたに連絡が入った．

陥りやすいピットフォール

①疼痛コントロール不良として，オピオイド持続注射の流量を1.5倍に増量した．
➡日中はある程度落ち着いて過ごしていたことから**夜になって痛みが悪化した理由があるはず！**　また連続して数回以上の持続注射フラッシュをしても痛みは軽減していないため，ベースアップをしても効果は乏しい可能性が高く，せん妄を悪化させるリスクもある．
②不安で眠れないことも原因と考え，ブロチゾラム0.25 mgの内服を指示した．
➡痛み以外の原因（不眠）に目を向けるのは重要だが，高齢・薬剤・環境変化などせん妄リスクを多く抱えており，**せん妄の可能性を念頭におき，悪化させない対応をする！**

①の対応後も痛みの訴えが続いたため，②の対応を追加したが，患者は興奮様となり，「タクシーが来たから帰る！」と混乱した発言と行動がみられ，看護師の制止もきかない状況になった．当直医はこの時点で，せん妄であると判断した．

夜間の痛みとは

・・・★

　一般的に夜間は疼痛閾値が低下するといわれており[1]，日中に比し夜間にレスキューの使用回数が多いケースによく出会う．痛くて眠れないと訴えがあり，**日中の症状とに乖離がある時には，**その原因に目を向けることが重要である．緊急性の高い状態変化が起きてないにもかかわらず痛みが増す場合，「眠れなくて痛い＝不眠・不安・せん妄などで疼痛閾値が低下している」可能性を念頭において対処するのが望ましい．

　睡眠障害は進行がんの約70％と高頻度にみられ[2]，疼痛閾値を下げるといわれている[1]．夜間の「疼痛閾値の低下」を助長する原因として，他にも不安・せん妄が挙げられる．痛みと，不眠・不安・せん妄は相互に悪化する悪循環に陥ることが少なくない（**図1**）．痛みを訴えるからといってオピオイドレスキューを使用し続けると，せん妄に拍車がかかりより状況がわるくなることがある（p.155参照）．

　一方，夜間に「痛みそのものが増す」原因として，鎮痛薬の切れ目の可能性がある．効果持続時間が短い薬剤が鎮痛のキードラッグとなっている場合，朝になる前に薬効の切れ目の痛みが出てしまう．また就眠するための姿勢が原因となる場合がある．例えば悪性腸腰筋症候群では，股関節の伸展で痛みが増すため，臥床することで姿勢により痛みが増すことがある．多発の骨転移により，入眠しようとするとどんな姿勢をとっても患部があたって痛む，という場合もある．見逃されがちだが，夜間頻尿などで動きが増え，体動時痛が悪化する場

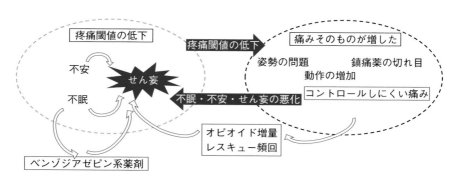

図1●夜間の痛みの悪循環

合もある．このように実際に痛みが増している場合にも，痛みが不眠の原因となり，前述のように疼痛閾値を下げ，せん妄を惹起するという悪循環に陥りやすい．

痛みのアセスメント・鑑別はこうする！ ★

> **アセスメント・鑑別のポイント**
> ☑ カルテから情報収集を行う！（次頁の「カルテのここに注目！」参照）
> ☑ まずは緊急性の高い状態変化がないか確認！
> ☑ 「痛くて眠れない」ことについて，患者自身の解釈を聞いてみる！
> ☑ レスキュー薬の効果発現・持続時間を確認する！
> ☑ せん妄は疑ってかかる！
> ☑ オピオイドの効きにくい痛みに注意する！

　夜間で時間が限られる中でも，次頁の**カルテのここに注目！**の記載はできるだけ確認すべきである．鑑別の実際の流れは以下のように行う（**図2**）．

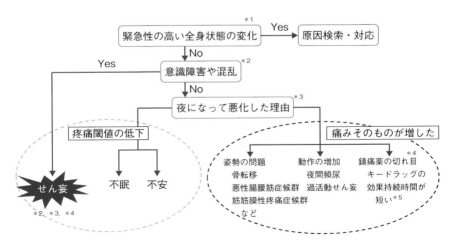

図2●夜間に悪化する痛みの鑑別
＊は次頁以降（p.54 ～ 56）の見出しと対応．

カルテの ここに注目！

> せん妄リスク：年齢・内服薬・電解質異常・自宅での様子を見よう！

> 日中の痛みの状態：原因・部位・程度．鎮痛薬の効果・増悪因子を確認しよう！

> 数日～1週間の経過：夜は眠れているか，痛みは改善しているか，悪化しているか，Check しよう！

> 鎮痛薬：新たにはじまった薬はないか，夜間に切れ目がないか，レスキュー薬の使用頻度を確認しよう！

> 数日～1週間の経過：夜は眠れているか，痛みは改善しているか，悪化しているか，Check しよう！

> バイタル・意識状態：全身状態の変化がないか，呼吸抑制・眠気などのオピオイド過量所見がないか確認しよう！

1．緊急性の高い状態変化がないか確認する[*1]

　強い痛みの訴えがある時，特に日中の患者の状態を直接知らない場合には，痛みの病態自体が変化していないか確認することが重要である．「これまでと違う」，「急に発症した」痛みなのかを確認し，バイタルサインや意識状態から全身状態を確認する．がん患者では緊急性の高い痛みとして，病的骨折や腫瘍出血・破裂，消化器や尿路の管腔臓器の閉塞，腫瘍に伴う感染の他，直接転移性病変のない部位においても凝固系の異常により出血や梗塞性病変などが生じ得ることを念頭におく．

2．せん妄の可能性が高そうか判断する[*2]

　明らかに意識障害や興奮があればせん妄の判断はしやすいが，鑑別に迷う

ケースも多々ある．せん妄の準備因子として，高齢（70歳以上），脳血管障害の既往，睡眠薬の常用，アルコール多飲歴などがあり，もともとそうしたハイリスクの背景がないかを確認するのが重要である．それに加え，オピオイドの使用の有無，レスキュー薬の頻度，向精神薬の使用の有無から，せん妄を総合的に評価する（「2-3．せん妄」p.102参照）．また後述のように「痛み」と「不眠」について自らの解釈を述べられるかどうか，鎮痛薬の効果が妥当であるか，は判断の助けになる．

　実際に夜間に痛みが増す病態のある「痛くて眠れない」場合でも，せん妄のリスクが多数含まれており，総合的に可能性が高そうかアセスメントしたうえで，疑わしきはせん妄が併存するものとして対処するのがベターである．

3. 「痛み」と「不眠」について，患者自身の解釈を聞いてみる[*3]

「痛くて眠れません」という訴えの場合，「痛み」と「不眠」の因果関係が逆のことや，隠れた原因がある場合もあるため，より詳しく患者の解釈を聴取するべきである．「夜になって悪化したのはなぜですか」と尋ねると，「寝ている姿勢が辛いから」，「眠れなくて痛みに集中してしまう」，「夜間頻尿があるが，夜勤の看護師さんをよぶのは申し訳なくて，頑張ってトイレ歩行すると痛くなる」など原因がみえてくることがある．その一方で，質問の意図が伝わらない時や，まとまりのない発言がみられる時は，せん妄を疑う材料にもなる．

4. 鎮痛薬の効果を確認する[*4]

　鎮痛薬の効果の確認も，痛みの原因検索やせん妄との鑑別に有効である．効果判定には，鎮痛薬の効果発現・持続時間を参考にするとよい（**表1**）[3]．まず，夕食後あるいは眠前に内服した鎮痛薬の切れ目の可能性がないかを検討する．例えばロキソプロフェンが有効な痛みの場合に，夕食後が最終内服であれば深夜には効果が切れてしまっている．

　またレスキュー薬について，例えばSAO（短時間作用型オピオイド）を内服したのち5分未満で効果が出る，あるいは1時間未満に効果が切れてしまう，と訴える場合にはその鎮痛薬の効果はない可能性が高い．薬物動態と合わない鎮痛薬の効果を患者が感じている場合には，せん妄やケミカルコーピングの可能性が高くなる．またオピオイドレスキューに関しては，連続して使用してい

表1●鎮痛薬の効果発現・持続時間の目安

鎮痛薬	効果発現時間	最高血中濃度到達時間	効果持続時間
アセトアミノフェン	15〜30分（内）、5〜10分（注）	1〜2時間（内）、15分（注）	4〜6時間（内・注）
ロキソプロフェン（内）	15〜30分	30分	4〜6時間
フルルビプロフェン（注）	10〜15分	7分	8時間
トラマドール（内）	30分	60分	4〜6時間
SAO（short acting opioids）[†1]	20〜40分	30分〜1.9時間	3〜4時間
ROO（rapid onset opioids）[†2]	10〜15分	30〜60分	[†3]
強オピオイド注フラッシュ	〜5分	〜5分	〜3時間

[†1]：短時間作用型オピオイド（オプソ®、オキノーム®、ナルラピド®）
[†2]：即放性オピオイド（アブストラル®、イーフェンバッカル®）
[†3]：データなし
［日本緩和医療学会ガイドライン統括委員会（編）：がん疼痛の薬物療法に関するガイドライン（2020年版）、金原出版、東京、2020年およびインタビューフォームより筆者作成］

る場合（例：SAOで1〜2時間おきに使用した場合）には血中濃度が累積して上昇するため、その状態で効果がなければベースアップの意義は乏しく、せん妄のリスクも高まっているという認識が必要である。

5.　オピオイドの効きにくい痛みに注意する[*5]

　オピオイドの効きにくい痛みの代表として、筋筋膜性疼痛症候群（myofascial pain syndrome：MPS）や、骨転移の労作時痛・圧痛に注意したい。

　MPSは筋肉の過緊張や過伸展が原因で起こる筋肉の痛みであり、がん患者の31〜45%と高頻度で発症することが報告されている。がん患者は術後の安静や全身状態の悪化に伴う臥床、カテーテルやドレーン類の留置に伴う身体活動の制限などにより発症リスクが高く、一般的に鎮痛薬の効果が乏しい。MPSに対してオピオイド鎮痛薬が増量されたことでせん妄が誘発されたという報告もあり、効果の乏しいオピオイドを増量して（レスキュー使用して）対応すると状況が悪化してしまう。身体診察で、筋肉に再現性のある圧痛点があり、筋肉内の索状物や結節を伴うことが特徴である。丁寧な全身の診察が重要であり、骨転移痛との鑑別が難しい場合があるが、高頻度の症状であることを踏まえて対応することは重要である[4]。

　骨転移痛はオピオイドで軽減するが，転移部位の物理的な圧迫や荷重骨の労作時痛を完全にコントロールするのは困難である．安静時痛と労作時痛の差が大きい場合，労作時痛に合わせてオピオイドを増量すると，安静時にオピオイド過量の状態になることがある．特に荷重骨の病変の場合は骨折リスクも必ず評価し，安静度の制限を適切に行う必要がある．夜間は体動が減るため労作時痛は軽減するのが一般的だが，過活動せん妄や夜間頻尿で実は悪化していた，という場合がある．また多発の骨転移などでどんな姿勢をとっても臥床すると痛い，という場合もあり，体位や環境の工夫で対応すべき状況もある．

症例の診断は？

> **診察で得たヒント**　頻繁なトイレ歩行，夜間頻尿の既往，輸液の実施歴
> - トイレ歩行の増加⇒**労作時痛の悪化**
> - 疼痛悪化＋オピオイド＋ベンゾジアゼピン系薬剤⇒**せん妄**
>
> 　輸液で尿量が増え，トイレ歩行時の労作時痛にオピオイドレスキューを繰り返し使用しているうちにせん妄を発症し，さらにベンゾジアゼピン系薬剤の追加により悪化した．

memo

「痛くて眠れない」の実臨床

・緩和ケアチームでさまざまな病態の疼痛緩和に携わっていると，眠れないほどではなくても，日中に比べて夜間に痛みが強いという訴えは非常に多い．概日リズムと痛みの関係が示されているが，それに加えて夜間は21時には消灯されてしまい，**痛みを紛らわす自分なりの対処＝コーピングの手段が取れないことも大きな要因である**．痛みが生じにくい体勢をとる，さする，温めるといった対処の他，テレビをみる，手芸をするなどの気分転換で痛みに集中しないような行動を，意識的にあるいは無意識的に行っている患者は多い．

・筆者は，「夜に痛みが増すのが普通」であることを患者に共有している．なぜか夜になると痛みが強くなる，という疑問や不安が，より痛みを増し不眠につながることが多いからである．一般的に夜は痛くなりやすいことを知ると，眠りを改善する工夫をし（場合によって眠剤の併用），痛みに備えておく，という対処ができるようになり，不安が軽減するようである．

・レスキュー薬を何度使用しても痛くて眠れない，という状況においては，経験上大半のケースでせん妄が影響している．本文にもあるとおり，せん妄を念頭においてアセスメントすることが重要である．

参考文献

1) Daguet J, et al：Circadian rhythms of pain sensitivity in humans. Brain **145**：3225-3235, 2022

2) Bernatchez MS, et al：Sleep-wake difficulties in community-dwelling cancer patients receiving palliative care：subjective and objective assessment. Palliat Support Care **16**：756-766, 2018

3) 日本緩和医療学会ガイドライン統括委員会（編）：がん疼痛の薬物療法に関するガイドライン（2020年版），金原出版，東京，2020年

4) 石木寛人：痛い―それがんの痛みなのか 実はがんじゃないのか．緩和ケア**31**：443-446, 2021

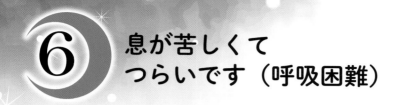

6 息が苦しくて つらいです（呼吸困難）

症　例

　70歳代男性，3年前に遠隔転移（肝転移，肺転移）を有する胃がんと診断され，抗がん薬による治療を3次治療まで行うもののPerformance Status（PS）の低下，腫瘍の進行があり，外来通院をしながら，今後の抗がん薬の治療の継続/中止について話し合いが継続されていた．1週間前から食欲不振が持続し，経口摂取量が少なくなり，労作時の息切れも自覚するようになり，3日前に入院となった．主治医，家族とともに話し合い，抗がん薬の中止を決定するとともに，今後の栄養摂取方法の相談と療養環境調整が開始され，食欲不振の改善を目的にデキサメタゾン6.6 mg/dayの点滴が開始されていた．

　本日の昼に息切れをしきりに訴えるようになったが，経皮的動脈血酸素飽和度（SpO$_2$）が問題なく経過観察となった，と看護記録にあった．夜間になり，「息が苦しい」と訴えられ，看護師が話を聞くと呼吸が落ち着くものの，同様の訴えが繰り返されるため，当直医のあなたに連絡が入った．

陥りやすいピットフォール

- 「呼吸不全（低酸素血症）がない呼吸困難だから，緊急性がない」，「呼吸困難の症状だから何か薬を使おう」と考え，ステロイドの追加投与を指示した．
➡ 呼吸困難の症状を和らげる方法は，**呼吸困難の原因次第でアプローチが変わる**．診療録や過去の画像所見，身体所見の情報を駆使して，可能な範囲で"まずは"原因を鑑別しよう．特に，ステロイドが有効な呼吸困難の病態は限られていることには注意する．
- 「夜は不安が強いから，呼吸困難になる」と考えて，「とりあえず，アルプラゾラムを飲んでもらって不安が落ち着くように．明日精神科の先生に相談します」と対応した．
➡ **呼吸困難があれば，誰もが不安になる**．さらにせん妄やステロイドの精神症状が呼吸困難の症状を修飾することに注意する．

夜間の呼吸困難とは

　一般的に夜間に強くなる呼吸困難の原因には，慢性閉塞性肺疾患（COPD）や気管支喘息，心不全などが挙げられ，これらにはがんとは直接関連しないものも多い．

　がんの進行とともに呼吸困難は生じやすいが，夜間に症状が強くなるせん妄や，不安などの症状も呼吸困難の症状を修飾することは，臨床で頻繁に経験する．また，せん妄はがんの進行とともに発症頻度が増加することもあり，その合併する頻度は高い．元来，呼吸困難とは，「呼吸時の不快な感覚」であり，多面的で複雑な側面をもつことを理解する必要があり，total dyspneaの概念図を考えてみると理解が進みやすい（図1）[1]．

　また，呼吸不全が誘因となって呼吸困難が生じるが，両者は必ずしも一致しない．

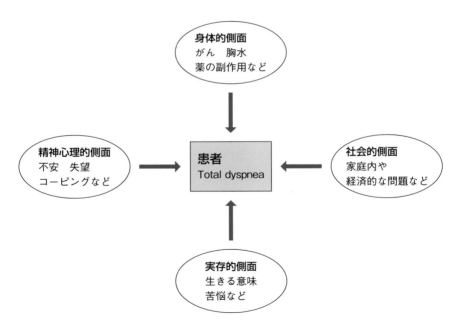

図1●Total dyspnea（全人的な呼吸困難）の概念図
呼吸困難はさまざまな要因が複雑に影響し合う．
［Abernethy AP, Wheeler JL：Total dyspnoea. Curr Opin Support Palliat Care **2**：110-113, 2008を参考に筆者作成］

呼吸困難のアセスメント・鑑別はこうする！

> **アセスメント・鑑別のポイント**
>
> ☑ 呼吸困難の原因は，進行がん患者を例にとると，①がんに直接関連する原因か，②がん治療と関連する原因か，③がんと関連しない既存症や偶発症によるものか，を鑑別する．
>
> ☑ 発症形式や随伴症状（痛みや喘鳴，冷や汗など），症状を増悪させたきっかけに注意する．特に発症時間が明確な呼吸困難かどうかが，原因を鑑別するうえでのヒントになることがある．
>
> ☑ **せん妄や不安などの症状を合併しているかどうかを評価**しながら，呼吸困難の症状へ対応する．

　実際の流れを以下に解説する（**図2**）．

　呼吸困難の症状緩和には，原因となっている個別の病態への対応が有効な場合が多い．症状緩和が主体となった時期においては，検査を行うこと自体の侵襲性や，検査結果が治療方針の変更に寄与する可能性，患者や家族の意向を十分に考慮したうえで精査を行うかどうかの判断を行う必要がある．まずは，患者負担の最も少ない診療録の確認からはじめ，鑑別を進めるように心がけたい．呼吸不全が認められれば酸素投与の適応を考慮しながら，鑑別を継続する（呼吸不全がない場合には，いたずらに酸素投与を行わない）．

　呼吸困難の認知に影響を与えるような要因（随伴症状や使用薬剤の副作用など）を身体的な原因の評価とともに行う．

1. 緊急性の判断と，検査をさらに進めるかどうかを判断する

　まずはバイタルサインをチェックして，緊急性の高い病態（特に偶発症の発症）を念頭におきながら対応する．呼吸困難自体は疾患の進行に伴い頻度が高くなる症状であるため，検査や他科依頼をするかどうかの判断にも，患者や家族の意向，予後や全身状態，そして検査自体の侵襲性など，さまざまなバランスを考慮する必要がある．生命予後の予測に関して，具体的には予後予測スコア（Palliative Prognosis Score, Palliative Prognostic Index など）を参考にし

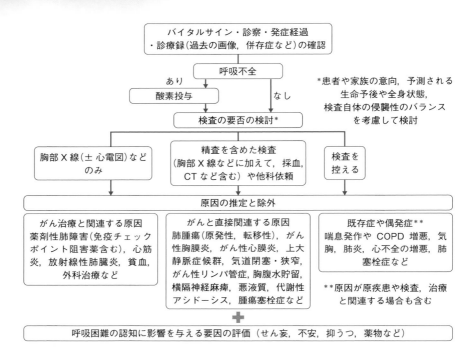

図2●呼吸困難の身体的な原因のアセスメントの手順

ながら，検査を実施する妥当性を検討する．呼吸困難の原因を鑑別する検査は，
X線検査から始まり，血液検査，CT検査（場合によっては造影CT検査），必
要に応じて心臓カテーテル検査が考慮される場合がある．呼吸困難の原因が同
定できたことと，さらにそれらに特異的な治療を行うことによる負担や享受で
きるメリットについても先読みする必要がある．

2. 診察や診療録を駆使して，呼吸困難を起こし得る原因を推定する

　夜間で時間が限られる中で，できるだけ確認すべきカルテの記載を次頁の**カ
ルテのここに注目！**にまとめた．

　呼吸困難は原因にあわせた対応を行うことが症状緩和につながるため，夜間
の限られたマンパワーの中で，身体診察から得られる情報を駆使して，原因の

カルテの ここに注目!

経過サマリーや担当医の記録から，併存症や既往歴（心疾患⇒心不全に注意，呼吸器疾患⇒増悪等），喫煙歴（⇒COPDの疑い），粉塵曝露歴（⇒塵肺症の疑い）等に注目しよう．

バイタルサイン（意識，血圧，心拍数，体温等）の中で，特に経皮的動脈血酸素飽和度（SpO$_2$，呼吸不全の合併に注意）と呼吸回数に注目しよう．

直近の胸腹部の画像所見（X線やCTなど）や，過去の生理機能検査所見（心臓超音波検査や呼吸機能検査）を基に，起こり得る病態や併存症を推定しよう．

処方歴の中で，特にベンゾジアゼピン系薬やZ薬（ゾルピデムやエスゾピクロン等），ステロイド，オピオイドなどの処方の有無をチェックしよう（⇒せん妄の直接因子となる薬剤の使用に注意）．

抗がん薬の投与歴，特に肺障害を起こし得る殺細胞性抗がん薬や分子標的治療薬（⇒薬剤性肺障害に注意），免疫チェックポイント阻害薬（⇒免疫関連肺障害に注意）などが投与されていないか，肺・縦郭・胸椎などへの放射線治療歴（照射野に肺野が含まれるもの）の有無を確認しよう（⇒放射線性肺臓炎に注意）．

鑑別に努める．

　現実的には，まずは呼吸不全の有無をみて，鑑別を考えるとともに酸素投与の要否を考えることからはじまる．

　発症様式において，もともとあった呼吸困難がさらに苦しくなったのか，それとも突然呼吸が苦しくなったのかなどを評価することは鑑別を進める，追加で検査を行うかどうかを判断するうえで重要な情報である．

　身体所見においては，聴診所見（呼吸音減弱や副雑音の有無，特に左右差の有無），溢水の所見（胸腹水の貯留や浮腫など），末梢のチアノーゼ，頸静脈の怒張，呼吸様式，呼吸補助筋（胸鎖乳突筋など）の使用等を中心に評価する．腹水貯留や肝腫大など，横隔膜の圧迫，腹部膨満感が呼吸困難の症状の原因となったり，増強させたりする可能性もあるので，腹部の所見も忘れないように心がけたい．

　呼吸困難の強さの評価には，自己評価可能な患者に対しては，通常numerical rating scale（NRS）やIntegrated Palliative care Outcome Scale（IPOS）

表1 ● Respiratory Distress Observation Scale 日本語版

項目	0点	1点	2点
心拍数/分（回）	89以下	90～109	110以上
呼吸回数/分（回）	18以下	19～30	31以上
落ち着きのなさ：患者の合目的でない動き	無	ときどき軽微な動き	頻繁な動き
奇異呼吸パターン：吸気時に腹部が陥没	無	―	有
呼吸補助筋の使用：肩呼吸	無	わずかに上昇	著しく上昇
呼気終末のうめくような喉音：荒く唸るような音（呻吟）	無	―	有
鼻翼呼吸：呼吸時の鼻翼の拡張・動き	無	―	有
恐怖におののいたような表情（苦悶表情）	無	―	目を見開いている顔面の筋肉が緊張している眉間に皺が寄っている口を開けている歯をくいしばっている

RDOSは，自己評価が困難な成人患者に限定して使用する．合計0～16点で，高得点ほど高いストレスを示す．対応を要する呼吸ストレスのカットオフは原版では3点以上と報告されているが，わが国の集中治療室の患者を対象に行われた研究ではカットオフは1点以上と報告されている．

[Sakuramoto H, et al：Translation, reliability, and validity of Japanese version of the Respiratory Distress Observation Scale. PLoS One **16**：e0255991, 2021 より引用]

患者版，修正 Borgスケールなどを用いるが，自己評価が困難な場合には IPOSスタッフ版もしくはSupport Team Assessment Schedule（STAS）を用いて評価することも妥当である．なお，医療従事者の評価を行うことも難しい場合や，医療チーム内で共通見解をもつには，Respiratory Distress Observation Scale（RDOS）日本語版も使用可能である（**表1**）[2]．日中から継続的な評価がしてあると，当直中の変化が把握しやすくなる．ただし，わが国では，集中治療室（ICU）患者においてのみ信頼性妥当性が検証されており，緩和ケアが中心となる時期やせん妄などのある状況での信頼性と妥当性については検証されていないので，参考程度に留めることが現時点では妥当であろう．RDOSの項目は，身体所見をとるうえでも非常に参考になる項目である．

　診療録を確認するうえで，経過のサマリーや，過去の画像所見は非常に有用な情報を与えてくれるため，アセスメントを進めるうえでぜひとも無駄にせず，活用したい情報である．たとえば，喫煙歴はCOPDの主な原因であり，濃厚な喫煙歴はCOPDが存在していることを疑わせる．さらに過去のCT画像で気腫肺を認めるかどうかをチェックすることで，未診断のCOPDを疑うきっかけにもなり得る．

　疾患に対する過去の治療歴も，呼吸困難の原因を鑑別するうえで重要な情報となる．がんに対して，免疫チェックポイント阻害薬や胸部への放射線照射は実施から期間が空いていても肺障害（場合によっては心筋炎も）を発症する可能性があるので，これらの経過にも注意を払う必要がある．

3. 精神症状の評価

　呼吸困難を考えるうえで，夜に関連する不安やせん妄，不眠の影響を評価することも重要なポイントである．

　呼吸困難と不安が相互に作用し，悪循環にいたることは容易に想像できる．呼吸困難が存在することで，患者が不安になることは当然のことで，正常範囲内の心理反応に対して，不安の過大評価（不安があるから呼吸困難がひどくなっているのでは？　と早合点すること）は慎むように心がける．

　呼吸困難の症状は終末期に近づくと発症頻度が増えるが，せん妄に関しても発症頻度が増えていく（いわゆる終末期せん妄を含む）．せん妄を合併することで呼吸困難の閾値が上がること（呼吸が苦しそうなのに表出されないこと）も，下がること（呼吸困難の原因に比較して症状が強い，あるいは原因が改善

してきていても症状が強くなったと表現すること）も経験される[3]．せん妄の有無を判断するうえでは，不穏行動が目立つような，いわゆる過活動型せん妄の症状のみならず，状況認識の低下や行動速度の低下などを代表的な症状とする低活動型せん妄も呼吸困難の症状を修飾する可能性を考慮しておきたい．つまり，不穏や幻覚からではなく，意識障害＋注意力の障害からせん妄の存在を疑うようにする（不穏がないからとせん妄を除外すると，非常に多くのせん妄を見落とすことになる＝不穏がないことの，せん妄診断における陰性的中率は低い）．

　呼吸困難で使用される薬物療法（オピオイドやステロイド，ベンゾジアゼピン系薬など）が，せん妄の直接因子になる可能性も念頭におきたい．特にステロイドに関しては，せん妄の直接因子となるのみならず，ステロイド性の精神症状を引き起こす可能性や不眠の原因になる可能性も高いので注意する．

> **症例の診断は？**
>
> **診察で得たヒント**　呼吸音やバイタルサインに異常なし，X線像に変化なし，注意障害，見当識障害，様子の変化（日内変動）
> ⇒**ステロイドの投与を直接因子とするせん妄**：もともと自覚していた呼吸困難が，せん妄によって修飾されていることが想定された．

参考文献

1) Abernethy AP, Wheeler JL：Total dyspnoea. Curr Opin Support Palliat Care **2**：110-113, 2008
2) Sakuramoto H, et al：Translation, reliability, and validity of Japanese version of the Respiratory Distress Observation Scale. PLoS One **16**：e0255991, 2021
3) Mercadante S, et al：Symptom expression in patients with advanced cancer admitted to an acute supportive/palliative care unit with and without delirium. Oncologist **24**：e358-e364, 2019

病棟スタッフとのコミュニケーションのコツ
- -

筆者の勤務している病棟では，夜勤はじめにその日の当直医が「今日の夜勤は誰ですか？」，「気になる患者さんはいますか？」と声をかけてくれる．そのタイミングで，状態変化が起こりそうな患者の共有を行う．夜勤は日勤に比べて勤務する看護師の人数も少なく，当然1人の看護師が担当する患者の人数も多くなる．食事介助やマウスケア，おむつ交換・体位変換という日常生活援助を行いながら，疼痛や呼吸困難などの症状コントロール，心理スピリチュアルケア，看取りのケア，家族ケア，せん妄のケアなどを行っており，身体的・精神的にも看護師の負担は大きくなる．そのため当直医のそのような言葉かけだけで，筆者ら看護師を気にかけてくれていることが伝わり，何かが起こった時でも安心して当直医へ連絡できる．もし情報共有した以外の患者が状態変化した時にもお互いに予測していなかったことが起きたという共通認識がもて，迅速な行動をとりやすくなる．病棟では，予測できる症状に対して指示が出ており，大抵のことは看護師だけで対応ができている．当直医へ連絡をするということは予測できなかったことが起きたということになる．その時に電話対応で済ますのではなく，病棟に顔を出し患者を直接診察してもらえることはとても心強いことである．

深夜，特に2時や3時といった時間は当直医へ連絡するのには勇気がいる．「緊急対応が一段落してやっと寝付いたばかりかもしれない，起こすのは申し訳ない」と思いながら電話をしていることは理解していただけるとうれしい．

最後に，「たいしたことない」といわれるからよびたくない．これは，せん妄の患者の対応に難渋していた時に看護師からしばしば聞かれる言葉である．せん妄の患者は医師の姿を見ると急に静かになり素直に処置を受けてくれる．たとえ直前まで大声を出し，殴る・蹴る・噛みつくなどをしていてもである．「さっきまで大変だったのにどうして先生が来たら大人しくなるの」と理不尽に感じることもある．医師に「こんなことぐらいでよんで」と思われたくないという気持ちが働いて，看護師だけでどうにかしようと歯を食いしばりながら朝になるのを待っていることがある．せん妄の対応で連絡が入った時は快く診察していただけると安心して朝を迎えられる．

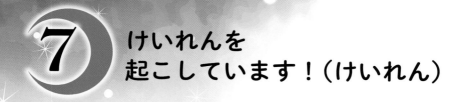

7 けいれんを起こしています！（けいれん）

症例

70歳代男性．約2年前に左肺腺がんと診断された．診断時にはすでに縦隔リンパ節転移や多発骨転移を認める Stage IV の状態であり，細胞障害性抗がん薬や分子標的治療薬を用いて治療を受けてきたが，腫瘍の縮小効果が見られず，新たに脳転移も出現したため，4ヵ月前に抗がん薬治療を終えた．

抗がん薬治療の終了を契機に，緩和ケア病棟のある A 病院に紹介となり，外来で骨転移の痛みに対してオキシコドンを処方するなど，症状コントロールを行っていた．しかし1〜2週ほど前から起立・歩行が困難となり，痛みも増強傾向が見られていたため，症状コントロール目的に A 病院の緩和ケア病棟に入院していた．普段は意識清明で，バイタルも特に問題なく，差し迫った急変の危険性はないと判断されていた．

そんなある日の深夜，当直医であったあなたに病棟看護師から電話が入った．「先生，緩和ケア病棟の患者さんがけいれんしています！　意識もありません！」

急いで緩和ケア病棟に向かうと，けいれんはすでに治まっていたものの，目を見開いたまま天井を見つめており，呼びかけに応答はない状態だった．脈拍126回/min，血圧測定不可，SpO_2 94%（室内気），呼吸数20回/min．

陥りやすいピットフォール

- 「もともと脳転移のある患者だから，そのせいでけいれんしたんだろう」，「緩和ケア病棟に入っているんだから，どのみち何もしないだろう」とそのまま経過観察した．
→患者に脳転移の既往があったとしても，**けいれんは他の原因から起こった可能性もある！**　また，緩和ケア病棟に入院中であったとしても治療可能な原因があれば治療介入を検討する必要がある．

夜間のけいれんとは

けいれんは見た目が派手な症状なので，起こった時のインパクトが強烈である．医療者ではない家族は当然のこと，医療者であっても突然患者がけいれんを起こしているのを目撃したら，大なり小なり慌ててしまうだろう．それが人手の少ない夜間であれば，なおさらである．

けいれんは，脳腫瘍（原発性あるいは転移性）の一症状として，また脳腫瘍の治療（手術，放射線，全身療法）の副作用として，がん患者には比較的よく見られる．発症率は原発性脳腫瘍なら約4割，転移性脳腫瘍なら約2割との報告もある[1]．また脳腫瘍のないがん患者であっても，免疫力抑制による脳炎・髄膜炎などの中枢神経系の感染症や，低ナトリウム血症などの電解質異常，低血糖などの代謝異常によってけいれんを起こすこともある．

救急外来にけいれんを起こしている患者が運び込まれたのであれば，すぐさまモニタをつけて酸素投与を開始し，静脈路を確保してジアゼパムを投与するだろう．さらに原因精査のため，速やかに脳の造影CTやMRIを検討するかと思われる．

ただ，この症例のように深夜の緩和ケア病棟でけいれんが起こった時に，救急外来と同様の対応を行うのは難しいだろうと思われる．緩和ケア病棟にはモニターがないかもしれないし，静脈路確保や各種検査は本人に苦痛を与えるかもしれない．全身状態がわるければジアゼパムの副作用で呼吸抑制を起こすかもしれない．それに深夜であれば看護師の人数が少なくけいれんの対応に人員は避けないだろうし，検体検査や画像検査を行うための技師も呼び出さなければならないという施設も少なくない．そのため施設・病棟ごとの事情や患者個々人の状態も鑑みて「夜間にどこまでするのか」という判断をする必要が出てくるのである．

けいれんのアセスメント・鑑別はこうする！

★

> **アセスメント・鑑別のポイント**
> ☑ けいれんの原因となる主な鑑別疾患や，けいれんと似た別の病態について頭に入れておく．
> ☑ けいれんを目撃したら，**落ち着いて患者を観察しつつ，必要物品を準備する．**
> ☑ けいれんが治まったら，**身体診察，問診・病歴確認，検査などでできるだけ原因を絞り込む．**

1. そもそもけいれんとは

けいれんの定義は案外あいまいで，「けいれん」とよばれる症状の中に別の病態が紛れ込んでいる可能性もあるので注意が必要である．

けいれんは不随意運動の一種であるが，発作的かつ規則的な筋肉の不随意運動をけいれんとよぶ．ブルブルと律動的に震える「間代性けいれん」が代表的だが，四肢が屈曲あるいは伸展したまま全身がピーンと硬直する「強直性けいれん」もけいれんの一種である．

ちなみに発作的であっても不規則かつ瞬間的に起こる不随意運動は「ミオクローヌス」とよぶ．規則的にブルブル震えていてけいれんのように見えても，それが発作的ではなく持続的であったり特定の動作・姿勢によって誘発されたりするなら「振戦」で，悪寒や発熱とともに出現するものは「悪寒戦慄」である．これらはけいれんとは別の病態であり，鑑別疾患も異なるので区別する必要がある（**表1**）．

もう一つややこしいのが「てんかん」だが，これは反復性の発作をきたす脳の異常を指す言葉で，けいれんを起こすてんかんもあるが，けいれんを伴わない「非けいれん性てんかん」というものもある．反対に，てんかん以外の原因によってけいれんが起こることもある．要するに，けいれんは症状，てんかんはその鑑別疾患の一つ，と理解するとよいだろう．

表1●けいれんとその他の病態の鑑別

病　態	発症経過	動きの規則性	特　徴	主な鑑別疾患
けいれん	発作的	規則的	強直性けいれん：全身が硬直 間代性けいれん：ブルブル震える 意識障害を伴うことも多い	中枢神経疾患：脳腫瘍，脳血管障害，感染，てんかん 生化学的疾患：高/低血糖，電解質異常，肝/腎不全 薬剤性：三環系抗うつ薬
ミオクローヌス	発作的	不規則的	筋肉がピクッ，ピクッと動く 意識障害は通常伴わない	中枢神経疾患 生化学的疾患 薬剤性：抗コリン薬，オピオイド鎮痛薬
振　戦	持続的 ※動作時・姿勢時に誘発される場合もある	規則的	安静時振戦：持続的に生じる 動作時・姿勢時振戦：特定の動作や姿勢で誘発される．意識障害は通常伴わない	本態性振戦 甲状腺機能亢進症 パーキンソン病 脳血管障害 アルコール離脱症候群
悪寒戦慄	発作的または持続的	規則的	悪寒や発熱を伴う震え．意識障害は通常伴わない	感染症

2. けいれんの鑑別疾患

　けいれん発作の原因の多くは，てんかん，または続発性けいれん発作のいずれかである[2]．がん患者の場合，最も多い原因は中枢神経系の腫瘍による続発性けいれん発作で，特に転移性脳腫瘍の頻度が高い．しかし，がん患者はそれ以外の病態でもけいれんを起こすことがあるので，さまざまな可能性を考慮する必要がある．

　まず頭蓋内病変としては，腫瘍以外にも，出血や急性梗塞などの可能性が考えられる．脳腫瘍そのものが腫瘍内出血を起こすこともあるし，トルーソー（Trousseau）症候群（悪性腫瘍に合併する凝固能亢進状態）によって脳梗塞を起こすことも少なくない．他に，免疫抑制による感染，あるいは腫瘍随伴症

候群によって脳炎や髄膜炎が起こっている可能性もあるが，頻度としては比較的まれである．

頭蓋内病変以外にも，高血糖・低血糖，電解質異常，肝不全，腎不全などの生化学的異常も考慮が必要である．これらは血液検査で診断することができ，特に血糖異常や電解質異常であれば改善する可能性が比較的高い．

失神によってけいれん様の症状が起こることもある．突然倒れてブルブル震えて気を失う，というのは他の原因によるけいれん発作でも起こり得るが，もし失神であった場合は，原因として致死的不整脈や重症弁膜症，心筋症などの心疾患が隠れている可能性もある．

薬剤の中にもけいれんを誘発するものがあることに注意したい．三環系抗うつ薬，サイアザイド系利尿薬，抗精神病薬，抗がん薬（5-FUやシスプラチンなど）がけいれんを誘発するとされている[2, 3]．

器質的な異常や明らかな原因が見あたらない場合には，心因性のけいれん，いわゆるpsychogenic nonepileptic seizures（PNES）という可能性も考えられる．ただし安易にPNESと判断するべきではなく，まずは他の病態の可能性を慎重に除外しなくてはならない．

3. もしけいれん発作を目撃したら…

さて，もし実際にけいれんしている患者を目撃した時には，どう対応すればよいだろうか．

a. 人と物を集める

けいれんに1人で対応するのは難しいので，可能な範囲で人手を集めよう．同時にバイタル測定や酸素投与，静脈路確保などに必要な物品を集めるが，救急カートに必要物品がまとめてあるなら，ひとまず救急カートだけでもよい．物品が揃ったら，すぐにでも酸素投与や静脈路確保が行えるように準備をしておく．

b. けいれんの様子を観察する

もしけいれんがはじまる瞬間を目撃したなら，けいれん前に前駆症状（あくびや冷や汗などの自律神経症状，不安や混乱などの精神症状）がなかったか覚えておこう．また，けいれんの持続時間を計測しておくのは重要である．いつ

始まったかわからなければ，目撃してからの時間でもよい．時間を測りながら，けいれんが全身性か局所性か，意識があるかないか，開眼しているか閉眼しているかなど，けいれん中の患者の状態を詳しく観察する．

また，けいれん中は血圧や経皮的動脈血酸素飽和度（SpO$_2$）などが計測できないこともあるので，測定機器やモニターに頼らず，呼吸回数・呼吸様式の観察や，触診で橈骨動脈や頸動脈の拍動が触れるかなど，できる範囲でのバイタルサインの把握に努める．

c. けいれんを止める

けいれんは自然に止まることも多いが，意識障害を伴うけいれんが5分以上改善しないようなら，薬物療法で止めることを考慮する．具体的な内容については，「2-9. けいれん」（p.177）で詳しく解説する．

4. けいれん後のアセスメント

けいれんが止まったとしても，やるべきことは終わっていない．けいれんの再発にも備えなければならないが，それもChapter 2で詳しく解説する（p.180）ため，ここではけいれんのアセスメントについて解説する（**図1**）.

a. 身体診察

まずは改めてバイタル測定や意識レベルの確認を行う．けいれんによって全身の骨格筋などの酸素受容が増すと，一過性の低酸素血症やチアノーゼを引き起こす可能性があるため，必要に応じて酸素投与を検討する．

脳腫瘍や脳血管障害などによって頭蓋内圧亢進が起こると，頻脈を伴わない収縮期血圧の上昇（クッシング［Cushing］現象）が見られることがある．さらに頭蓋内圧が上がって脳ヘルニアを起こすと，意識障害，チェーン-ストークス（Cheyne-Stokes）呼吸や失調性呼吸などの呼吸の異常，瞳孔散大などの所見が現れるため，これらの徴候には注意が必要である．

典型的なてんかん発作であれば，舌側面の咬傷や尿・便失禁などがみられる．周囲の状況（意識を失って倒れた，狭い場所や近くに物がある場所でけいれんしたなど）によってはけいれんに伴って外傷を負っている可能性もあるので確認が必要である．また，発作後には意識障害や，トッド（Todd）麻痺と呼ばれる一過性の片麻痺が見られる場合もあるため，必要最低限の神経所見だけで

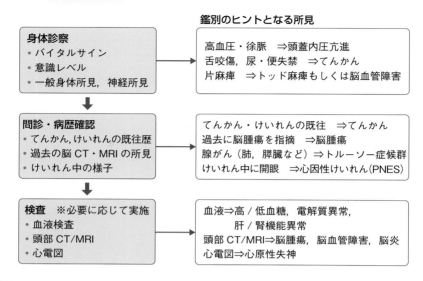

鑑別のヒントとなる所見

身体診察
- バイタルサイン
- 意識レベル
- 一般身体所見，神経所見

高血圧・徐脈　⇒頭蓋内圧亢進
舌咬傷，尿・便失禁　⇒てんかん
片麻痺　⇒トッド麻痺もしくは脳血管障害

問診・病歴確認
- てんかん，けいれんの既往歴
- 過去の脳 CT・MRI の所見
- けいれん中の様子

てんかん・けいれんの既往　⇒てんかん
過去に脳腫瘍を指摘　⇒脳腫瘍
腺がん（肺，膵臓など）⇒トルーソー症候群
けいれん中に開眼　⇒心因性けいれん(PNES)

検査　※必要に応じて実施
- 血液検査
- 頭部 CT/MRI
- 心電図

血液⇒高 / 低血糖，電解質異常，
　　　　　肝 / 腎機能異常
頭部 CT/MRI⇒脳腫瘍，脳血管障害，脳炎
心電図⇒心原性失神

図1●けいれんの鑑別のチャート図

も確認しておいた方がよい．

b.　問診・病歴確認

　患者本人が話せればいいが，意識障害などで問診が行えない場合は，家族や担当看護師ら関係者に病歴を尋ねる．ただし夜勤帯の場合，家族や関係者からすぐには話が聞けないことも少なくないので，そういう時はカルテから必要な情報を探すしかない．

　まず重要な情報は，てんかんやけいれんの既往があるかどうかである．てんかん患者であれば過去にも発作を起こしているはずなので，初回のけいれんであれば他の原因を考慮する．

　原因検索においては，すでに指摘されている脳腫瘍がないか，数ヵ月以内に脳のCT・MRIを撮影したか，抗がん薬投与や頭頸部への放射線照射といった治療歴はないか，といった情報が有用なので，的を絞った問診を行うか，カルテの確認を行う．

　けいれん発作の様子を詳しく振り返ることも重要である．けいれん前・けいれん中・けいれん後に見られた症状，けいれんはいつはじまって何分ほどで停

止したか，全身性か局所性か，意識障害はあったか，開眼していたか，閉眼していたかなどを現場に居合わせたスタッフらと情報共有し整理する．

　これらの情報は原因の鑑別に有用である．例えば，典型的なてんかんの大発作であれば，前駆症状が見られた後，全身の強直性けいれんで発症し，それから間代性けいれんとなり，発作後には意識障害や片麻痺が残る．一方で心疾患による失神の場合，意識障害は短時間で回復し，片麻痺等の症状は見られない[2, 4]．また，てんかん発作によるけいれんであればけいれん中は開眼していることがほとんどだが，心因性，すなわちPNESであればけいれん中は閉眼していることが多いという報告もある[5]．

c. 検　査

　鑑別診断をより絞り込むためには，やはり一通りの検査が必要である．とはいえ夜間の場合は，施設によってハードルの高い検査もあるので，夜間にどこまで実施すべきか線引きするのは難しい．そのため，優先度が高く実施しやすいものから順に列挙するので，患者や家族の意向や今までの経過，自施設の実状などを総合的に考慮して判断してほしい．

ｉ．血液検査

　すでに述べたとおり，けいれんの原因が血糖異常や電解質異常であれば改善する可能性が比較的高い．そのため，血糖・ナトリウム・カリウム・カルシウム・マグネシウムなどを含む血液検査を速やかに実施するのが望ましい．ただ夜間は検査技師がいないという施設もあると思われるため，その場合は簡易血糖測定だけでも行っておこう．

ｉｉ．頭部CT/MRI検査

　出血や粗大病変であればCTでも判別可能なので，夜間でも実施可能な場合は検討する．特に，意識障害や麻痺症状がけいれん後も遷延する場合は積極的に検討した方がよいかもしれない．脳腫瘍や脳梗塞はMRIでないと検出が難しいこともあるが，夜間に実施できる施設は限られる．いずれもバイタルが安定していることが実施するための必要条件であり，検査中のけいれん再燃の可能性にも注意が必要である．

ｉｉｉ．心電図

　心原性の失神などを疑う場合は，速やかに実施を検討する．ただし不整脈などの異常は，検査を行う際にはすでに治まっている可能性もある．

iv. 腰椎穿刺

　夜間に行えないことはないが，穿刺による感染や脳ヘルニアなどのリスクも伴うため，積極的に髄膜炎の可能性を疑う所見がなければ実施は勧めない.

v. 脳　波

　てんかんを疑うなら脳波検査も必要だが，夜間に行うのは現実的ではない.

症例の診断は？

診察で得たヒント 肺腺がん，けいれん後の右上下肢麻痺，頭部CTで左側頭葉の脳溝消失
⇒**トルーソー症候群による左中大脳動脈領域の脳梗塞**

参考文献

1) Lynam LM, et al：Frequency of seizures in patients with newly diagnosed brain tumors: A retrospective review. Clin Neurol Neurosurg **109**：634-638, 2007

2) Twycross R, et al：トワイクロス先生のがん患者の症状マネジメント，武田文和（監訳），医学書院，東京，第2版，p.293-297, 2010年

3) Gonzalez Castro LN, et al：Seizures in patients with cancer. Cancer **126**：1379-1389, 2020

4) Sheldon R, et al：Historical criteria that distinguish syncope from seizures. J Am Coll Cardiol **40**：142-148, 2002

5) Chung SS, et al：Ictal eye closure is a reliable indicator for psychogenic nonepileptic seizures. Neurology **66**：1730-1731, 2006

Chapter

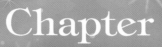

2

さあ，朝までどう
乗り切るか…

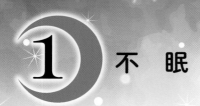

1 不 眠

\対応のPOINT/

◆ 不眠の増悪因子，付随する他の精神症状（抑うつや不安）について，可能な限りカルテから読み解き，**多面的な情報収集に努めよう！**

◆「頻度は少ないが，特異的な薬剤が奏効する病態・疾患」を鑑別に考えよう！

◆ せん妄の可能性を常に考慮し，**迷った時は「せん妄が悪化しないような対応・投薬」を考えよう！**

まず，こう対応する！

　不眠はその原因をアセスメントすることが最も重要である．本項は，不眠に際して考えられる鑑別診断を基に対応法を記載する（鑑別については「1-1. どうしても眠れません（不眠）」[p.15] 参照）．ただし，臨床現場では，さまざまな病態の鑑別に迷う場面は珍しくない．迷った際に，どのような対処をすることが望ましいかについて，定型的な方法があるわけではないが，「迷った場合にはせん妄に準じた対応をする」ことが，当直医による現実的でかつ安全に配慮した対応といえる．

　なお，睡眠障害の治療アルゴリズムでは，まず第一に「症状把握」が必要であること，引き続いて実施するのは「睡眠衛生指導」であること，そのうえで薬物療法を検討する，とされていることが前提である，という点について申し添えたうえで，話を進めていく．

1. せん妄

　入院患者において，頻度の高い疾患であり，不眠はその徴候として一般的である．①がん患者の病期，②入院することとなった契機や，③身体状況・合併症の重症度，④血液検査やバイタルサインの変化，⑤外来や過去の入院時の様子に関する情報を収集しながら，発症に関与している因子を検討する．内服薬

については，ベンゾジアゼピン受容体作動薬（BZD系薬剤）をはじめとするせん妄の発症リスクを高める薬剤の中でも，特に最近になって用量の増減のあった薬剤の確認が重要である．せん妄は一般的には急性発症であるが，低活動型せん妄をそれ以前に発症している場合は，看護記録などを遡っても，その様子をなかなか確認できないこともある．

　本人の興奮が強い際には，抗精神病薬の使用という選択になり，内服を促した際に応じていただけそうであれば内服していただく，ということになるだろう．抗精神病薬の使用に際して確認すべきは，糖尿病（既往を含む）と腎機能である（詳しくは「2-3. せん妄」[p.106] 参照）．なお，それほど興奮が強くないものの注意障害があり，経過観察を行っても自ら入眠にいたるとは考えにくいような様子の場合には，オレキシン受容体拮抗薬や鎮静系抗うつ薬が，抗精神病薬と比較して副作用が少ないことから，当座の睡眠確保を目的として使用することが多い．

2.　アルコール離脱・ベンゾジアゼピン離脱による反跳性不眠

　アルコール離脱症状の一環として不眠を訴える症状への対応は，通常のせん妄と異なりBZD系薬剤を使用する．喉頭がん，食道がんなど，飲酒過多が発症背景にある悪性腫瘍で入院している方の場合，特に配慮が必要である．本人および家族から聴取した飲酒量を参考にしながら，離脱せん妄予防のためにジアゼパムなどを日中から開始することは珍しくなくったものの，発症を完全に予防できるものではない．身体状態に大きな変化がないにもかかわらず明らかな頻脈を認める，手指振戦や発汗を認めるといった場合は，離脱症状の自律神経症状ととらえてBZD系薬剤の追加をすることが無難である．詳細は「2-6. アルコール離脱・ウェルニッケ脳症」（p.140）を参照．

　アルコールと同じGABA受容体に作用するBZD系薬剤もまた，中止による離脱症状のリスクがある．長らく内服していたBZD系薬剤が，入院を機に中止しオレキシン受容体拮抗薬などへ変更されることは珍しくなくなっているが，転倒・せん妄のリスクを減らす措置としてはよい傾向であるとともに，離脱症状としての反跳性不眠が出現する可能性には留意が必要である．これまでの薬剤変更の変遷，変更後の日数経過といった情報は，診療録やお薬手帳からある程度収集可能である．さらに，開始時期を把握可能であれば，なおよいことである．経験則的には，半年〜1年以上BZD系薬剤を継続内服している場合に

は，「あえて触らない」という選択肢も考慮されるが，中止後数日以上経過後に不眠が生じた際は，将来的な有害事象発生リスクと患者満足度を天秤にかけて，半量程度での再開が“落とし所”といえるだろう．なお，多くのBZD系薬剤は処方日数に制限があり，お薬手帳の記載内容と実際の内服方法が異なることは日常茶飯事であり，実際の内服量・時間帯を本人に直接確認する必要がある．

　もちろん，BZD系薬剤中止後の不眠が，離脱症状「のみ」で説明可能かどうかは，また別問題である．BZD系薬剤の再開が，かえってせん妄の症状としての「不眠」を悪化させる可能性もある．こうした際，いったんは鎮静系抗うつ薬のトラゾドン50〜100 mg程度と，一般的な不眠への対応よりも少し多めの用量を内服いただく，というのが，まず一晩を乗り切る方策としては有効であろう．

3. うつ状態

　うつ状態の患者に対する不眠に対して当直対応を求められる際は，その日から新たな介入を開始するというよりは，すでに何らかの治療が開始されている場合が主となるだろう．その際まず確認が必要なのは，過去の治療歴および薬剤の使用歴である．当座の対応として，一定の催眠作用が得られ，目立った有害事象のリスクが相対的に低いと考えられる，オレキシン受容体拮抗薬，鎮静系抗うつ薬が候補となり，これらの薬剤でまだ保険用量上限に到達していないものから「今晩の追加薬」を処方することとなる．新たな薬剤の開始は，ポリファーマシーにつながり，それ自体が薬剤性有害事象のリスクを増加させることになるため，控えることが望ましい．

　上記の薬剤などがすでに用量上限に達している場合もあるだろう．この場合，さらに何らかの薬剤を提案・処方する必要性があるのか，立ち止まって考えていただきたい．すなわち，がんで入院していること自体が，うつ状態に陥る原因の1つであるからだ．

　なお，うつ病の「主剤」としてすでにSSRI・SNRIなどの抗うつ薬が開始されている場合，その増量を検討してみては，と考える人もいるだろう．ただ，通常，抗うつ薬の効果発現には2〜4週間を要するため「当座今晩の対応」として増量しても，本人の不眠の軽減に寄与することは少ないといわざるを得ない．また増量まで一定日数以上あける必要のある薬剤もあるため，当直医の判

断のみで増量を行うことはまずない, といえるだろう.

4. 認知症

　認知症の方は睡眠障害を併存しやすいことが知られている. 例えば, 認知症の中で最多のアルツハイマー型認知症では, 夜間のメラトニン分泌の減少・不規則化をもたらすため, 昼夜逆転になることも多く, また認知症全般における脳の器質的変化そのものが, さまざまな睡眠障害をもたらす.

　認知症患者の夜間不眠は, 行動・心理症状 (BPSD) の一つととらえた対応を検討するが, 具体的には「2-4. 認知症」(p.124) を参照されたい. 本項では, 認知症かどうかにかかわらず, 高齢者ではベンゾジアゼピン系睡眠薬および抗不安薬は慎重な投与を要するべきであるとされていること, 抗精神病薬のうち定型 (第一世代) 抗精神病薬をできるだけ控え, 非定型 (第二世代) 抗精神病薬についても, 必要最小限の使用にとどめるべきである, とされている点を強調しておきたい[4]. また, 認知症の睡眠障害に対する薬物療法はエビデンスが乏しいことについても留意し, 転倒や過鎮静などによってさらなる有害事象の発生 (骨折, 頭部外傷, 誤嚥性肺炎など) につながらないよう, 処方後のモニタリングを怠らず, 漫然投与に陥らないように注意すべきである.

5. レストレスレッグス症候群 (restless legs syndrome : RLS)

　がん患者におけるRLSは頻度が高く, 身体症状, 精神症状, 化学療法など, 多因子の関与が考えられており, 鑑別診断として忘れないようにしておきたい. わが国のガイドラインでは, RLS治療の第一選択は非薬物療法である. しかし, 温かい風呂や適度な運動など, 入院中の夜間には現実的に実施困難である. ガイドラインにおける薬物療法の第一選択はドパミン受容体作動薬 (プラミペキソール) が提示されているが, せん妄を惹起させるリスクもあるため, RLSであるか自信をもてない不眠であった際には, オレキシン受容体拮抗薬や鎮静系抗うつ薬から試すという方策もあるだろう.

6. アカシジア

　臨床症状からアカシジアが疑われ，診療録から被疑薬の存在が示唆される場合は，今晩（〜翌日）の中止を指示することが第一である．向精神薬には変化がなくとも，悪心時の点滴指示が変更されていたことが盲点になることがある．静坐不能の苦痛は大きく，焦燥が高まって危険行動のリスクにもつながるため，苦痛軽減・緩和のために対症療法の追加も積極的に検討されたい．筆者はビペリデンの筋注を選択することが多いが，クロナゼパム0.5〜1 mgやジアゼパム5 mgを頓用で，といった方法も有用である．いずれの薬剤も，依存性や乱用のリスクが否定できない側面があり，基本的に「今晩限り」ということをあわせて伝えたうえで投与に踏み切りたい．

　なお，過去にアカシジアを呈した患者が，被疑薬中止後しばらく経過してもなお，夜間の不眠・焦燥をアカシジアであるととらえることもある．したがって，病棟などからの報告を鵜呑みにすることなく，自身の眼で本人を診察し診療録から情報収集を行うことを怠ってはならない．

7. レム睡眠行動障害（REM* sleep behavior disorder：RBD）

　RBDは睡眠障害をきたす疾患の一つであり，がん患者では一般人口よりも発症頻度が高いことが知られている．ただ，病棟では「変な夢を見ているようだ」，「寝ている間に大声を出したり暴れたりする」など，「不穏」として記録・報告されるかもしれない．不眠・不穏状態にある患者について，「数日間抗精神病薬が使用されているが，せん妄への効果が乏しい」といったエピソードがあれば，より本症の可能性が高まる．「きちんとRBDと診断できた」場合には，クロナゼパムが著効し，開始初期であれば，0.5 mg/dayで十分効果がある．クロナゼパムは半減期が長いため，新規に投与した際は，それ以上の投与は控える．

夜はここまでやっておく！（表1）

1. せん妄，離脱症状，うつ状態，認知症

　不眠症が直接的な適応疾患で，かつ夜間に比較的安全に使用可能な薬剤は極

表1●患者背景に即した原因への介入・治療・ケア

●客観的な立場で多面的な情報収集を行い，今起きている事象の背景を検討する
●判断に迷った際には，せん妄の惹起・増悪につながりにくい薬剤を選択する

不眠の背景疾患・状態像	ベターな選択	避けるべきこと 留意事項
せん妄 離脱症状 うつ状態 認知症	レンボレキサント5〜10 mg スボレキサント15または20 mg （オレキシン受容体拮抗薬） トラゾドン25〜100 mg （鎮静系抗うつ薬） ラメルテオン8 mg （メラトニン受容体作動薬）	BZD系薬剤を控える 2つのオレキシン受容体拮抗薬の禁忌，半減期，取り回しの違いを把握する α_1遮断作用による起立性低血圧に留意する
RLS RBD アカシジア	クロナゼパム0.25〜0.5 mg	半減期が長いことに留意する． 院内採用薬の用量を確認し，錠剤・細粒を使い分ける

めて限られている．これは，BZD系薬剤に転倒・せん妄・依存性・耐性形成のリスクがあるがゆえである．夜間にはじめて処方し，比較的安全に使える薬剤という観点では，オレキシン受容体拮抗薬，メラトニン受容体作動薬，鎮静系抗うつ薬が挙げられる．

　オレキシン受容体拮抗薬は，現在レンボレキサントとスボレキサントの2剤が上市されている．レンボレキサントは重度肝機能障害への禁忌，半減期が長い点に留意する必要がある．一方でスボレキサントは，CYP3A阻害作用の強い薬剤の併用時への禁忌，一包化ができないという課題はあるものの，半減期は短い．これらの個性をよく把握したうえで，個々の患者への使い分けが必要である．

　鎮静系抗うつ薬の代表格はトラゾドンである．適応疾患がうつ病のみである点や，α_1遮断作用に伴う起立性低血圧のリスクに留意する必要があるものの，半減期が短く，用量調整をしやすいことが特徴である．

---

* REM：rapid eye movement

2. RLS，RBD，アカシジア

　先ほど挙げた疾患の一部で，クロナゼパムの使用について言及した．BZD系薬剤の一種であるクロナゼパムは，半減期が27時間程度と長時間作用型であることに留意する必要がある．また，クロナゼパムは「力価の強い」薬剤として知られており，クロナゼパム0.5 mgはジアゼパム換算で10 mgになる．しかし，病院によって採用されている規格は異なり，錠剤は2 mg錠しか採用されていない場合もある．この場合，1/2錠に分割してもなお用量過多になることがあるため，細粒を選択する必要がある．

専門科へのコンサルトはこうする！

　当直の夜更けに，不眠だけを理由に精神科医師へコンサルトをする機会は，きわめて限られるだろう．しかし，単なる不眠にとどまらず，焦燥が強く何らかの危険行動を伴う可能性が否定できない，1週間以内の薬剤使用歴を洗い直してもアカシジアかせん妄か迷う，不眠に加えて若干興奮気味である，アルコール離脱せん妄やBZD離脱症状としてBZD薬を再開・追加すべきかどうか迷う，といった場合，当直医自身の判断力が低下しがちな夜更けに他者の意見を聞きたくなることもまた，自然であり安全なことである．

　ただし，病院によって夜間の精神症状に関する対応方法は大きく異なる．精神科医が当直やオンコール体制をとっている病院は総合病院の中でも少数派で，非常勤医のみで出勤日が限られる病院，緩和ケアチーム・認知症ケアチーム・専門看護師らが精神症状のマネージメントをある程度実施している病院，そのような立場のスタッフが不在という病院など，さまざまである．したがって，自院において精神症状の評価・対応はどの程度可能なのか，どのような精神科診療体制となっているか，事前に確認しておくことが必要である．

　また，精神症状の担当者が不在の病院に赴任することを想定し，研修同期，過去の勤務先，大学・高校の知り合いで"困った時にふわっと相談できる"精神科医や専門看護師と関係性を作っておくことも一つの方法である．

朝になったらこれをする！

　自身が主治医の患者であれば，前日に新たに追加となった薬剤の効果，飲み

心地を確認する必要がある. 向精神薬に対して患者がもつイメージはさまざまだが, 日本人がもつ向精神薬へのイメージは, 概してあまりよいものではないのが実情であり, 今後の関係性を見据えた丁寧なフォローが肝要である.

オレキシン受容体拮抗薬, 鎮静系抗うつ薬, 抗精神病薬など, 本人がこれまでに内服した経験のない薬剤の開始後は, 本人の内服した"感触"が重要となる. 具体的には, 内服後の入眠感, 翌日の睡眠への満足度, 持ち越し具合などが挙げられる. 「まったく効かなかった!」, 「…眠くてたまらない…」と渋い顔をされることもあるだろう. この際にどのような声をかけるか, フォローをするかもまた重要なことである. がん診療の経過で不眠を呈する患者は珍しくなく, 今後同じ薬剤を再び内服してもらう必要が生じることもある. 今一つだった, というイメージが残った場合でも, 「慎重に少ない量にしたので効かなかったかもしれません」, 「お辛そうだったのでしっかりした用量を, と思ったのですが, 少し多かったのかもしれません」と, 本人の不満感を共有するというプロセスを経ながら, 向精神薬へのスティグマ軽減にご協力いただけると幸いである.

家族への説明・翌日のスタッフへの申し送り

夜間の本人の様子, 説明・助言した内容について, カルテへ記載することは非常に重要である. 頓服を使用したという事実だけでなく, その時本人がどのような発言をしたのか「そのまま」記載する. 説明内容をわかりやすく記載するといったことはもちろん, アカシジアや薬剤性せん妄などの際には, 考えられる被疑薬について触れておくとよい. 日々関わっている主治医にとって, 薬剤関連の事象への考慮はしばしば盲点になるため, 他者の評価が入ることは重要なことである. 特に, 同じ薬剤を使用した後に似たような症状が出現していれば, より薬剤性有害事象の可能性が高まる.

また, 不眠が問題となっている方でも, 夜間の睡眠状況に関する看護記録の記載がほとんどないことが少なくない. 本人の発言内容とともに, 客観的に見た様子もまた, アセスメントには必須である. その日その場の記録が非常に重要であるため, 患者の状態を担当看護師に伝えて, チーム内・病棟内で共有してもらえる体制づくりをお願いしたい.

当直医レベルで家族にどこまで説明するのか, という点は, 施設や診療科によってかなり異なると推定される. チーム制であれば自身が, 主治医制であれ

ば主治医に委ねるとことになるだろう．先の項目でも触れたように，向精神薬に対する世間のイメージは必ずしも好ましいものではない．すでに精神科に通院している方であっても，内服している本人は特に抵抗がなくとも，家族がかなり消極的（拒否的）であるということもあり，事前に家族の解釈モデルについても可能な範囲で本人やスタッフから聞いたうえで連絡することが好ましいだろう．入院した当初の，向精神薬を必要とする「前」の段階で，ある程度こうした内容について話し合っておくこや，家族から自宅での睡眠状況を聴取しておくことも有効である．

成功事例

●70歳代女性　胃がん

胃がんに対する化学療法導入目的で入院となった．かかりつけの内科医より，ゾルピデム10 mgが20年来処方されていたが，入院を契機に入院主治医の判断でゾルピデムは中止され，トラゾドン25 mgが開始されていた．入院後，連日「眠れない」と落ち着きを欠く様子であった．入院3日目に不眠時指示とあわせトラゾドン合計75 mgを内服した後，23時に深夜帯の対応について病棟から「夜中に目が覚めたらハロペリドール点滴でよいですか？」と当直医へ相談があった．

入院時の看護プロファイルには，認知機能は問題なくADLは自立している，との記載があった．眠前薬の変更は処方のみで，診療録上には特段の記載がなかった．本人を診察したところ，注意障害，見当識障害，短期記憶障害は明らかではなく，せん妄は否定的であった．「入院前の薬を飲みたい」とゾルピデム再開を希望したが，転倒やせん妄のリスクを考慮した結果の処方変更であると考えられ，安全に配慮された処方であることを説明した．下肢に違和感はなく，落ち着いて座っていたことから，不眠に対する睡眠確保を優先する方針とし，作用機序の異なるレンボレキサント5 mgを追加することとした．

その日の睡眠は確保されたようであった．翌日に主治医が本人のもとを訪ね，安全性を重んじた処方に変更していること，入院環境が睡眠を浅くする旨を改めて説明した他，主治医が許可する範囲で院内を散歩する，疼痛のない範囲で座っておく，といった，日中の活動性向上に関する提案を

行った．日中の活動強度の向上により睡眠も安定するようになり，入院期間中にさらなる薬剤追加が実施されることはなく，かかりつけ医へ退院時に送付した診療情報提供書には，ゾルピデムを中止した旨が追記された．

参考文献

1) Büttner-Teleagã A, et al：Sleep disorders in cancer-a systematic review. Int J Environ Res Public Health **18**：11696, 2021
2) Mogavero MP, et al：Targeting Orexin Receptors for the Treatment of Insomnia: From Physiological Mechanisms to Current Clinical Evidence and Recommendations. Nat Sci Sleep **15**：17-38, 2023
3) 睡眠薬の適正使用及び減量・中止のための診療ガイドラインに関する研究班：睡眠薬の適正な使用と休薬のための診療ガイドライン，三島和夫（編），じほう，東京，2014年
4) 日本老年医学会（編）：高齢者の安全な薬物療法ガイドライン2015，日本老年医学会，東京，2015年
5) 井上真一郎：せん妄診療実践マニュアル　改訂新版，羊土社，東京，2023年

column

インシデントが起きた時の対応・スタッフ間でのケア

夜勤帯ではインシデントが起こりやすいといわれている．患者側の要因として，せん妄の悪化によるドレーン類の自己抜去，睡眠時間での転倒・転落などが起きやすい．また，夜間勤務するという労働環境の影響として，本来人間が眠るようにプログラムされている午前2～6時は，サーカディアン・リズムの低調時間帯（window of circadian low：WOCL）とよばれており，個人差はあるものの，昼間に比べてパフォーマンス低下は明らかであることも指摘されている[a]．こうした夜勤帯のインシデントが起こりやすい背景に加え，急な状態の変化があっても，夜勤帯は限られた人数で対応しなければならないという状況もある．

では夜勤帯のインシデントを起こらなくするためにはどうしたらよいのか？　有名な医療安全のモデルにスイスチーズモデル理論というものがある．このモデルでは，事故の発生が関わった医療者の失敗によるのではなく，組織内の複数の層の欠陥が重なって起こっており，再発防止策として複合的な防止策が立てられるべきである[b]と述べられている．インシデントが起こった時に個人を責めるのではなく，「次に起こらないためにどういう対策がいるか？」という組織的な視点が必要なのである．

しかし，インシデントは組織的な対策をしなければならないということを理屈のうえでは理解できたとしても，実際にインシデントを起こしてしまうことは非常につらい．患者のために医療を提供しているのに，患者にとって不利益な結果となることは医療者にとって非常に耐え難い．インシデントを契機に医療者自身の抑うつ傾向やパニック発作などのメンタルヘルス上の問題が出現したり，傷つきが深く，退職という道を選ぶ人もいる．自分や同僚がインシデントを起こした時に，個人を責めることはせず，まずは夜勤帯という過酷な状況の中で多くの患者の安全を守ろうとし，無事に朝を迎えたことを労える組織風土が何より大切だと思う．その労いや配慮を十分に行ったうえで，次に同じことを繰り返さない対策を個人ではなく，チームで一緒に考えていきたい．

a)　相馬孝博：特集インシデントは，なぜ夜間に起きるのか？：夜間・睡眠中の生体機能　夜間の医療安全，麻酔**67**：924-928，2018
b)　安田あゆこ：第63回日本新生児成育医学会・学術集会教育講演　医療を安全にするための問題の見方，日新生児成育医会誌**31**：21-24，2019

② うつ病

まず，こう対応する！

1.「気持ちのつらさ」の聞き取りと「自殺リスク」の評価

　入院環境下では誰しもが不安を抱えており，それは正常な反応であるが注意を怠ってはならない．特に，がんや神経変性疾患の患者や，事故や脳卒中などでQOLが突然に低下した患者では正常な範囲を逸脱した抑うつ症状をきたしやすい．また患者の精神状態は，病期などの医学的事実よりも，疼痛や身体的自由度，趣味の制限などの目の前の現実に左右されやすいことも念頭におく必要がある．多くは気分の落ち込み，不安感の高まり，不眠といった症状であり，支持的な関わりや包括的指示に基づく頓服薬で対応ができる．一方で，「自殺リスク」という問題も常に頭に入れておく必要がある．「気持ちのつらさ」を訴えた患者の鑑別診断やその対応・治療に関しては「1-4．もう死んでしまいたい…（希死念慮）（p.41）」を参照してほしい．

a. 落ち着いて話ができる保護的環境を整えよう

　診察時は患者が安心できる環境を提供する．患者とは閉塞感なく相対することができ，必要最低限の照明があり，危険物がない場所を選ぶ．診察場所に関

して患者の了承を得た後に，「あなたのことが心配である」，「つらさを軽減するためにサポートしたい」ということを最初に伝える．『気持ちのつらさ』について尋ねたい旨を伝え，傾聴し，患者にありのままを話してもらい吐露を促す．患者の発言内容に対して受容と共感に努め，吐露への労いを伝える．これらにより，診察そのものが保護的環境であることを認識してもらう．

b. 恐れることなく希死念慮について確認しよう

　がん患者の自殺率は0.2％程度とされ，非がん患者のおおむね2倍である．診断後6ヵ月間の追跡調査では，1ヵ月以内の自殺による標準化死亡比は他の期間と比較しても最も高く，診断後期間との相関が示唆される[1]．原発部位については，頭頸部がんや食道がん，膵臓がんでは危険性が高い．終末期がん患者においては，うつ状態に加えて，絶望感も希死念慮や自殺企図の独立した因子となることも知られている[2]．これらを含む，がん患者における自殺の危険因子はがん診療に関わるうえでは知っておく必要がある（**表1**）．

　希死念慮を伴う患者に，「希死念慮・自殺」について確認することを恐れる必要はない．非審判的な態度で傾聴し，質問に際しては，わかりやすく端的に尋ねることが重要である[3]．これにより希死念慮が増悪し，自殺を促進することはない．患者自身が希死念慮を言語化することにより，思考の整理や客観視につながることもある．「今のつらさから，死んでしまいたい，自分で自分のことを終わらせてしまいたいと思ったことはないですか？」と聞いてみる．その結果，希死念慮を確認した場合には，希死念慮の具体的計画性を確認する．「死にたい」といった直接的な表現ではなく，「消えてしまいたい」，「忘れ去ら

表1●自殺の危険因子と保護因子

自殺の危険因子	自殺の保護因子
・男性，高齢，進行がん，予後不良 ・頭頸部がん，食道がん，膵臓がんなど ・診断からの日数が数ヵ月以内 ・疼痛，悪心・嘔吐，めまい，しびれなど ・治療による身体的機能低下 ・精神疾患の既往，自殺企図歴，アルコール多飲 ・孤独，経済的困窮，社会との交流の乏しさ ・医療者への不満，説明への不満足	・家族，恋人，友人などの存在 ・比較的近い未来での目標 　（娘の結婚式，孫の誕生予定など） ・宗教，信条，思想 ・死に対する恐怖，生への希望 　（引き出し方により保護因子となる） ・仕事でのやりがい，役割 ・医療者との良好な関係性

れたい」，「目が覚めなければいいのに」といった間接的な表現には注意が必要である．具体的計画性には，「時期」，「手段」，「場所」，「下調べ」，「死後の準備」といったものが挙げられる．具体的計画性に一つでもあてはまる場合には自殺企図は切迫しているものとして対応する．

　同時に保護因子の確認を行い，患者と共有することが効果的である．保護因子とは，「（死にたいぐらいつらい状況の中で）自殺を思いとどまらせてきた要因」のことである（**表1**）．保護因子の確認の中で，患者は自身の状況を再認識する．医療者側は，保護因子の確認を行った後には，「保護因子によって命をつなぎとめられるようにしてほしいこと」，「自殺以外の方法があること」，「あなたが自殺をすることは医療者としてもつらいこと」を率直に伝える[4]．自殺を思いとどまらせる効果と同時に，「馬鹿なことを考えてしまった」と流涙し嗚咽することもしばしば認める．その場合にも，決して否定せず，医療者の意見を押し付けることなく，傾聴し共感的態度で接することに努める．絶対的な評価方法は存在しないが，段階別にリスクを評価することが望ましい（**表2**）．

2. 焦燥感，不安，不眠への対応

　「鑑別診断」は重要であり，Chapter 1（p.15，25，35，43）を参照していただきたい．その中でも，急性発症の場合には，せん妄やアカシジアには特に注意する．ここでは抑うつ症状に伴う焦燥感，不安，不眠についての非薬物的対応を主に述べる．

　まずは前述と同様に，「気持ちのつらさ」を聴取する環境を整える．希死念慮が存在する可能性は低いと判断された場合であっても，抑うつ気分に加えて焦燥感や不安，不眠を訴える場合がある．焦燥感が強い状態とは，「何かに焦っている」，「いらいらが募っている」ように見える状態である．一般的に，うつ病の症状といえば，「気持ちが落ち込んでいる」や「やる気が出ない」といったものが想像されることが多いが，「焦燥感」も，うつ病の主要症状の一つである．その背景に不安や不眠による疲労などが存在することが多い．焦燥感が高まった状態では，判断力や注意力が低下し，衝動的な行動に及ぶ可能性や，転倒などの危険性も生じるため，適切な対応が必要である．後述のとおり，希死念慮が強く自殺企図が切迫している状態や，不穏状態では，患者への安易な距離の詰め方やボディコンタクトに注意が必要であるが，不穏状態にはなく，

表2●自殺企図のリスク評価と対応方針の例

危険性	自殺念慮	切迫性 具体性	明確な危険因子	対応方針
0	−	−	−	
1	間接的	−	−	援助情報の提供
2	直接的	±	1～2個の危険因子 精神疾患の既往・自殺企図歴（※危険性2～4で同様） 本人からの援助希求	精神科の外来・リエゾン 観察の強化 援助情報の提供
3	直接的	＋	2個以上の危険因子 明確な希死念慮表出 苦痛・絶望の存在 医療に対する不信感 支援の意義の否定	早急な精神科の外来・リエゾン さらなる観察の強化 場合によっては行動制限などの検討
4	直接的	＋	2個以上の危険因子 認知の硬直化・柔軟性低下 焦燥感の高まり 医療や支援に対する拒否	非自発的入院も含めた精神科受診 安全確保のための行動制限 薬剤を用いた鎮静的対応など

　不安・焦燥状態が主体の際には，寄り添い，傾聴することが効果的であることも多い．落ち着いて話せる環境を整えたうえで，焦燥感や不安の根本的な原因を特定することよりも，患者が今しんどいという事実を共有する．繰り返しにはなるが，疼痛の増強の有無や鑑別診断を念頭に接する．

　不眠に対しては，まずは「眠たくならない場合は，安全な場所でリラックスして過ごすこと」，「眠たくなればベッドに戻り，身体を横にして休むこと」を勧める．同時に照明の調整やスマートフォンなどの光刺激を控えることを提案する．不眠が数日にわたっている場合や，不眠に加えて焦燥感や不安感が強い場合には，「今のしんどさを乗り切るために，少しお薬の力を借りませんか？安全なものを提案できます」と伝え，後述の薬物療法を行うことも考慮する．

　ここまでは希死念慮を伴わない場合について述べたが，実際の臨床では，「死んでしまいたい」を「気持ちのつらさ」の表現方法として用いている場合や，他に適当な語彙が見つからずに発言している場合がある．他にも，「生きたいことに対する逆説的表現」，「1人の個人として関心を抱いてほしいという

欲求」などが含まれるとされる[3]．しかし，これらを夜間に判断することは難しいため，「死んでしまいたい」という発言を聴取した際には，翌朝以降の専門医受診までは希死念慮として対応すべきである．

　希死念慮が強く自殺企図が切迫している患者も含め，強い焦燥感や不穏状態の患者に対応する場合には，患者の自傷他害に留意をする．不測の事態に備えて，複数人での対応を行うことが望ましいが，患者は精神症状により判断力が低下している場合が多いため，話しかける人員は限定をすることが原則である．正面で相対せず身体を少し開いて向き合い，落ち着いた口調でゆっくりと話しかける．患者との距離を一定に保ち，急な動作などは避ける．これらを意識しつつ，患者の身の回りに危険物がないかどうか，適度なオリエンテーションが保たれているかを確認する．この場合も一番大事なことは，患者の訴えに支持的に接し，「あなたの手助けがしたい」ということを伝えることである．

夜はここまでやっておく！

1. 「気持ちのつらさ」と「希死念慮」を認めた場合の対応

a. 希死念慮が強く，自殺企図が切迫している場合には安全の確保が最優先

　希死念慮を強く訴え，自殺企図が切迫していると判断される場合には，「自殺企図の防止」と「医療者および他患者の安全の確保」が最も重要な目標となる．「自殺企図の防止」に関しては，絶対的な方法が存在しないことに留意をする．前述のとおり，危険物の排除や複数人での関与と観察，可能であれば家族の付き添いなどが重要になるが，それでも防ぎきれないと判断される場合には，「note. 身体科病棟での身体拘束」（p.116）も参考のうえ，行動制限の実施を行う．「医療者および他患者の安全の確保」に関しても前述のとおりであるが，ベッドコントロールが可能であればナースステーションに近い部屋への移動や処置室での観察も検討する．

b. 翌朝までは必要十分条件での対症療法を目指そう

　安全の確保を行い，支持的な態度で傾聴に努めた後も自殺企図が切迫している場合や不穏状態を呈している場合には，薬物療法や行動制限の実施も致し方ない．以下に当日の夜を乗り切るための処方例を挙げる．

　勤務する病院によって採用薬や保管薬に差異があるため，最も適切なものを

選択して欲しい．

夜間の処方例（適応外処方を含む）

- リスペリドン1mg　1錠/包
  最も一般的に用いられる抗精神病薬の一つである．抗幻覚妄想作用に加え，鎮静作用に優れる．錠剤，OD錠，液剤といった複数の剤型が存在する．効果時間が長く，高齢者などでは傾眠，過鎮静の遷延に注意が必要である．腎機能低下時には適宜減量を行う．
- オランザピン2.5mg　1錠
  抗精神病薬の1つである．MARTA（multi-acting receptor targeted antipsychotics）に分類され，多元的に受容体親和性を有する．抗幻覚妄想作用に加えて鎮静作用，制吐作用を発揮する．錠剤，OD錠が存在する．過鎮静に加え，抗コリン作用による口渇，尿閉などに注意を要する．またわが国では糖尿病を有する患者に対する投与は禁忌である．
- クエチアピン　25mg　1錠
  一般的に用いられる抗精神病薬の1つである．ドパミン受容体遮断作用に乏しく，少量での投与では抗幻覚妄想作用よりも鎮静作用に優れるといった特徴を有する．12.5mg，100mg錠も存在し，用量調整が行いやすい．作用時間は短く持ち越し効果や傾眠が生じにくいことも利点である．前述のとおり，ドパミン受容体遮断作用に乏しいことから，Parkinson関連疾患に対する投与も十分な観察の下では可能である．わが国では糖尿病を有する患者に対する投与は禁忌である．

●内服できない時の対応法　（適応外使用を含む）

　ここで自殺企図の切迫性が非常に高い場合や不穏が強く，内服を行うことが困難な場合の対症法を処方例として提示する．

　以下はすべてが抗精神病薬であり，特にハロペリドールとクロルプロマジンは定型抗精神病薬であり，継続使用や高用量使用は避けるべきである．クロルプロマジンに関しては筋注製剤であるものの，点滴投与での安全性が多数報告されている．

　オランザピン筋注に関しては強い鎮静効果を有するため，使用に際しては，他の代替手段がないこと，全身状態を考慮しつつ使用する．特に糖尿病性ケトアシドーシスには注意を要するため，病歴確認や投与前の血糖測定などを行い，投与のメリットがデメリットを上回ると判断される場合にのみ施注を行う．下記に処方例を挙げる．

夜間の処方例〈内服できない時〉

- ハロペリドール注（5）　1A＋生理食塩水50 mL　30～60分かけて点滴投与
- クロルプロマジン筋注（10）　1A＋生理食塩水50 mL　30～60分かけて点滴投与
- オランザピン筋注（10）　1V＋注射用水2.1 mL
- アセナピン5 mg　1錠
  アセナピンは舌下投与による抗精神病薬である．効果発現が迅速であり，鎮静作用に優れる．同じくMARTAであるクエチアピンやオランザピンと異なり糖尿病患者にも投与が可能である．重度の肝機能障害では投与禁忌である．吸湿性が強く，直接手に触れることは避ける必要がある．

---

2. 焦燥感，不安，不眠への対応

a. 翌朝までの睡眠の確保を目指そう

「まず，こう対応する！」（p.89参照）において非薬物的対処法について述べた．ここでは，対症的薬物療法の例を挙げる．薬物療法は最小限から開始することを前提とする．夜間の対応であるため，原則として翌朝までの睡眠の確保を目指すことが望ましい．精神科既往歴があり，すでに薬剤の設定が行われている場合にはメリットとデメリットを考慮の上，選択を行う．

　せん妄の発症リスクや筋弛緩作用による転倒リスクなどを考慮するとベンゾジアゼピン系薬剤の投与は避ける．各種の睡眠薬や鎮静系抗うつ薬，抗精神病薬の不眠症状に対する効果と安全性を比較したメタ解析の結果を踏まえるとレンボレキサントが夜間の睡眠確保を目指した際の第一選択薬になると考えられる[5]．以下に処方例を挙げる．

夜間の処方例

- レンボレキサント5 mg　1錠　分1　眠前
  レンボレキサントに関しては，重度肝機能障害では投与禁忌であること，CYP3A阻害薬（アゾール系抗真菌薬やマクロライド系抗菌薬など）と併用する場合には2.5 mgが最大用量となることに注意を要する．レンボレキサントが使用できない場合には下記も考慮する．

その他の処方例（適応外使用を含む）

- スボレキサント20 mg　1錠　分1　眠前
  スボレキサントもレンボレキサント同様にオレキシン受容体拮抗薬であり安全性は高い．年齢による処方量の制限（高齢者は15 mgが最大用量）に注意する．
- トラゾドン25 mg　1錠　分1　眠前
  トラゾドンは抗うつ薬であるが少量の使用では鎮静作用に優れ，筋弛緩作用を有さないが，α遮断作用による起立性低血圧に注意する．
- クエチアピン25 mg　1錠　分1　眠前
  クエチアピンは抗精神病薬であるが少量の使用では鎮静作用に優れる．ドパミン受容体遮断作用に乏しく，安全性は高い．糖尿病に対する投与は禁忌である．

●内服できない時の対応法（適応外使用を含む）

　内服以外での選択肢は限られ，「希死念慮が強く，自殺企図が切迫している場合」（p.94参照，「夜間の処方例（適応外処方を含む）」）で述べた処方と重複する．舌下投与が可能である場合，アセナピン舌下錠は有効性および安全性の観点からも重要な選択肢になると考えられる．軽度の焦燥や不眠の場合には，投与量を減らすことや，抑肝散などの漢方薬の使用も検討される．

b. 専門科の診察までの安全確保を目指そう

　a. では翌朝までの睡眠確保を目標に処方例を提示した．これらを行っても焦燥感が強く，希死念慮を認め，ともすれば自殺企図にいたりかねない場合には，専門科の診察までの安全確保が最優先となる．前述の希死念慮が切迫している場合の対応に準じることが望ましい[4]．

専門科へのコンサルトはこうする！
....★

1. 希死念慮が強く自殺企図が切迫している時
2. 焦燥感が強く不穏状態であり制止が効かない時
　（両方の場合において同様の対応が望ましいため統一して述べる）

a. 病棟スタッフや主診療科の当直医で対応が困難な時は，精神科に応援を要請しよう

　「夜はここまでやっておく！」（p.93参照）に記載の対応を行っても不穏状態が継続，もしくは増悪する場合がある．精神科の夜間診療体制が整っている場

合は応援を要請する．「自殺企図が切迫している状態・不穏状態」であること，「現時点で行った対応」を簡潔に伝え，「一般診療科では対応が困難」であることを伝える．到着までは確保可能な人員を集め，患者と医療スタッフの安全確保に努める．精神科医の到着後には，現病歴や既往歴，原疾患の治療経過などを伝える．特に腎機能障害，肝機能障害，糖尿病の有無，てんかんの有無，不整脈疾患の有無などは向精神薬の選択に関係するため，可能な限り伝える．

b. 精神科の夜間診療体制が整っていない時は，他職種・他部署での対応も考えよう

　現実的には精神科の夜間診療体制が整っている病院は少ないと考えられる．その際は，まずは院内の当直責任者（当直師長などを含む）に連絡をする．状況を説明のうえ，必要時は他病棟や他部署，警備室などを含めた対応を行う．「夜はここまでやっておく！」（p.93参照）の内容を安全性が担保できる範囲で再実施する．やむを得ず行動制限を実施する場合には，「切迫性」，「一時性」，「非代替性」を複数の医療スタッフで検討し，カルテ記載を行う．家族への連絡も同時に行うことが望ましい（「note．身体科病棟での身体拘束」［p.116］参照）．翌朝に精神科にコンサルトを行うまでは評価と対応を繰り返す．

朝になったらこれをする！

1. 希死念慮が強く自殺企図が切迫している時
2. 焦燥感が強く不穏状態であり制止が効かない時
（両方の場合において同様の対応が望ましいため統一して述べる）

　夜間に精神科の受診ができた場合であっても精神症状の評価を継続する．夜間の出来事を覚えているかの確認は，せん妄の除外のためにも重要である．せん妄の除外の観点からは，血液検査や脳波検査も行うことが望ましい．また，せん妄のように急性発症でないにしても比較的短期間に精神症状が変化している場合には，脳転移や脳卒中を含めた頭蓋内病変の出現や変化についての画像検査も検討される．

　除外診断の後，少しばかり落ち着きを認めた場合には，「つらい状況の中で夜を乗り切れたこと」を共有する．その中で，今後の治療として，精神科の介入が必要であること，主治医は身体科であること，を伝える．「今後は精神科

で診てもらいます」と伝えることは，患者にとっては，「見捨てられた」と感じてしまう可能性があるため注意を要する．

こんな患者は注意！　⋯⋯⋯⋯⋯⋯⋯⋯⋯⋯⋯⋯⋯⋯⋯⋯⋯⋯⋯⋯⋯⋯⋯⋯⋯★

1．速やかに症状が改善する場合にも油断はしない！

　朝になり，「昨日はすみませんでした．もうすっきりしました」と笑顔で述べ，精神症状が大きく変化する場合には注意を要する．言語化できたことや夜間に十分な睡眠が確保できたことがよい影響をもたらしている可能性もあるが，過剰適応となっている場合もあるため観察と評価を継続する．

2．向精神薬の効果のもち越しに注意する！

　夜間に向精神薬を用いる場合，効果時間の短いものを選ぶことが重要であるが，投与回数や投与時間，代謝の個人差の影響で，朝〜昼にかけても傾眠となる場合がある．「自殺企図の切迫」や「不穏状態」を経験したスタッフは，傾眠状態の方が安心だ，と感じることもあるかもしれないが，睡眠リズムの乱れはその後の精神症状をさらに増悪させるため，覚醒の促しと安全な範囲での離床を進める．

家族への説明・翌日のスタッフへの申し送り　⋯⋯⋯⋯⋯⋯⋯⋯⋯⋯⋯⋯★

1．家族への説明

a．夜間に行う場合

　今までに精神症状に関する病状説明を行っておらず，医療的介入を実施する場合には夜間であっても連絡を行うことが望ましい．特に向精神薬による薬物療法を開始する場合には説明が大切である．行動制限を実施する場合にも同意の取得を含め，院内規則に沿って説明を行う．また，病状説明を行っている場合であっても，状態が大きく変わる（希死念慮が強まる・不穏状態など）場合には連絡をする．精神科に介入を依頼する旨も伝えておくと精神科医からの病状説明がスムーズに行える．自殺企図が切迫している場合には，患者の安全確

保に全力を尽くすものの，自殺企図を完全に防止することは困難であることも伝える方がよい．

b. 翌朝以降に行う場合

すでに精神症状に関して病状説明と医療的介入が行われており，精神症状には大きな変化はない場合は翌朝以降に説明を行う．精神症状の状態像と診断（暫定でもよい）を伝え，主診療科としての対応の経過を伝える．精神科の介入を依頼する場合には，その旨と必要性を伝える．また無理のない範囲での，家族の付き添いなどを提案する．

日常診療で家族から受ける質問として，「精神科に転科ですか？」などが多いかもしれない．精神科病棟への入院に関しては，法規の問題や精神保健指定医の診察などが関係するため，不確かな場合は安易に回答することは避ける．

成功事例

●40歳代女性　子宮頸がん，精神科既往歴：なし

子宮頸がんに対する化学療法を外来で継続していたが，腹痛と嘔吐，食事摂取不良のために入院となった．入院後，主治医からは，病勢の進行により化学療法の継続が困難であることが伝えられた．同日の夜は，気丈に振る舞っていたが，翌日の昼間には流涙している姿を日勤看護師が確認し，夜勤看護師に申し送られた．看護師が訪室した際も流涙していたため，傾聴をした．治療の継続が困難であることに対する絶望感，直近で増悪してきた疼痛に対する不安感，小学生の息子の将来についての願いといった「気持ちのつらさ」を吐露した．自殺の危険因子として進行がん，多発転移，疼痛，絶望感が挙げられ，看護師は支持的態度で傾聴した後に，「これほどつらい状況が続いてきて，もう死んでしまいたい，すべてが終わればいいのにと思ったことがありませんか？」と尋ねた．患者は「ここ数日は毎日思っています．死にたいとまではいかないけれど，楽に死ねたらいいのに」と積極的ではないものの希死念慮を述べた．「具体的な手段が頭に浮かんだりしませんか？」と質問すると，「それはないです．子どもを悲しませたくない．死んでしまえば楽なのにと思う一方で，自分の病気と最後まで向き合いたいとも思う」と述べた．看護師は共感的態度で傾聴を行い，

その中で，患者と自殺企図を踏みとどまらせている保護因子の共有と葛藤状態の肯定を行った．「今，少しでもつらさを和らげる手助けがしたいです．例えば，痛みが増していることはありませんか？　なかなか寝つけないことはありませんか？」と看護師が確認したところ，「30分ほど前から痛みが増しています．もう夜だから頓服を頼むのは看護師さんにわるいかなと思って．痛みがなくてもここ数日は眠りが浅いです」と，疼痛の増悪と不眠を訴えた．痛みが気持ちのつらさを増幅させる可能性があること，頓服の使用はいつでも申し出てくれてよいことを伝え，オピオイド頓用の内服を促した．患者の周囲に明らかな危険物がないことをさり気なく確認し，一時的にその場を離れることを告げ，看護師は当直医と夜勤同僚看護師に情報共有をした．当直医とともに再度，訪室し，疼痛の変化について尋ねると，「少しマシになりました．もっと早くにいえばよかった．少しは眠れればいいけど…」と述べた．疼痛が緩和したと判断したため，もう一度，「気持ちのつらさ」と希死念慮について当直医と確認を行った．「楽に死ねたらいいのに，と思うぐらいつらい状態が続いているのですね．今の状態が続くと，そう思うことも当然ですね．その中で少しでもつらさを緩和したいと思っています．明日，もう少しお話を聞かせてもらえますか？必要に応じて専門のスタッフを紹介することもできます」と伝えると，了承された．夜間の不眠に対して，頓服の使用も可能であることも伝えたところ，安心された様子であった．翌日に主治医の診察の後，緩和ケアチームの精神科医にも介入を依頼した．

参考文献

1) Harashima S, et al：Death by suicide, other externally caused injuries and cardiovascular diseases within 6 months of cancer diagnosis（J-SUPPORT 1902）. Jpn J Clin Oncol **51**：744-752, 2021

2) Chochinov HM, et al：Depression, hopelessness, and suicidal ideation in the terminally ill. Psychosomatics **39**：366-370, 1998

3) 小川朝生，内富庸介（編），医療研修推進財団（監）：精神腫瘍学クイックリファレンス，医療研修推進財団，東京，p.386，2009年

4) 日本臨床救急医学会（総監），日本臨床救急医学会「自殺企図者のケアに関する検討委員会」（監），PEEC ガイドブック改訂第2版編集委員会（編）：救急現場における精神科的問題の初期対応 PEEC ガイドブック改訂第2版—多職種で切れ目のない標準的ケアを目

指して，へるす出版，東京，2018年

5）Crescenzo FD, et al：Comparative effects of pharmacological interventions for the acute and long-term management of insomnia disorder in adults: a systematic review and network meta-analysis. Lancet **400**：170-184, 2022

③ せん妄

＼対応のPOINT／

夜間の限られた医療資源の中でも可能なせん妄対応ができるようになろう！

- 患者の年齢や併存疾患を確認して，適切な薬物療法をはじめよう．
- 少ない病棟スタッフでも実施できる環境調整を，あらかじめ知っておこう．

患者だけでなく，スタッフの安全を確保できるようになろう！

- 患者とスタッフの予期せぬ事故に注意するため，診察前の評価を心がけよう．

せん妄症状に隠れている身体的な問題も意識できるようになろう！

- せん妄対応とともに，隠れている患者の危険な状態に注意しよう．
- 患者の情報をカルテや病棟スタッフから確認しよう．

まず，こう対応する！

1. 病棟スタッフやカルテから患者の情報を確認しよう

　せん妄は代表的な精神疾患の一つだが，基本的には何らかの外因によって症状を呈する．脳実質の障害（器質性），脳以外の身体疾患（症状性），中毒性および薬剤性など，その要因は多岐にわたる．これらはせん妄における直接因子とよばれ，せん妄を発症させる原因となる．その他にも，せん妄には促進因子（せん妄状態を強くする原因）と準備因子（せん妄が起きやすくなる原因）がある．これらが複合的に作用して，せん妄状態を成立させている（**図1**，**表1**）[1, 2]．

　これらの中には，生命予後に関わる程の重大な要因が隠れている場合もある．せん妄の症状ばかりに目を向けていると，患者の危機的状況を見落としてしまう可能性もある．そのため，せん妄症状への対応に加えて，その原因についても考えるクセをつけることが望ましい．

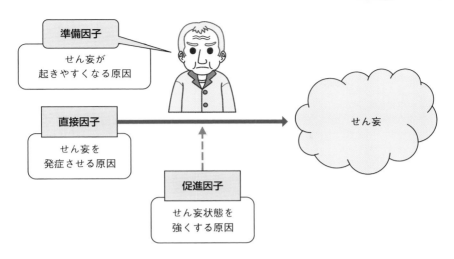

図1●せん妄の原因となる3因子

　まず，患者情報をカルテや病棟スタッフから確認すべきである．入院治療の目的は何か，どのような併存疾患や既往歴があるか，現在の治療内容はどうか，などの情報を確認しよう．また，心電図が行われていたら，その結果を確認すべきである．これは，薬物療法のリスクを評価するうえでQTcの確認が必要となるためである（p.113参照）．

　次に，「1-2．心配で落ち着きません…（不安）」（p.25参照）で記載したように，患者のバイタルサインを確認する．重度の異常があれば，そちらへの早急な対応を優先する．

2．診察前の評価から，患者対応の準備をしよう

　せん妄では多様な精神症状が出現する．しかし，どのような場合でも，患者にとっては身に覚えのないことが起こっている．その不安や恐怖から，患者は大声で叫んだり，病室から離れようとしたりと，病棟スタッフが思いもよらぬ行動を起こすこともある．時には，点滴や尿道カテーテルを抜去したり，転倒してけがを負ったりと，入院治療に大きな支障を伴うこともあり，速やかな対応が必要である．

表1●せん妄の原因

直接因子

●中枢神経系への活性をもつ物質の摂取

　医薬品（抗コリン薬，ベンゾジアゼピン系薬剤，H_2受容体拮抗薬，ステロイド，抗がん薬，抗結核薬，ジギタリス，インターフェロンなど），アルコール，覚醒剤，麻薬

●中枢神経疾患

　脳血管障害（脳出血，脳梗塞など），頭部外傷（脳挫傷，硬膜下血腫など）

　脳腫瘍，感染症（脳炎，髄膜炎，神経梅毒，脳膿瘍など）

●全身性疾患

　感染症（敗血症など）

　代謝性疾患（血糖異常，電解質異常，腎不全，肝不全，ビタミン欠乏症など）

　内分泌疾患（甲状腺疾患，副甲状腺疾患など）

　循環器疾患（心筋梗塞，不整脈，心不全など）

　呼吸器疾患（呼吸不全など）

　血液疾患（貧血，DICなど）

　悪性腫瘍および腫瘍随伴症候群，重度外傷，重度熱傷など

促進因子

　身体的要因（疼痛，便秘，尿閉，脱水，ドレーン類，身体拘束，視力低下，聴力低下）

　精神的要因（抑うつ，不安）

　環境変化（入院，ICU入室，明るさ，騒音）

　睡眠（不眠，睡眠関連障害）など

準備因子

　高齢，認知機能障害，重篤な身体疾患，頭部疾患の既往，せん妄の既往，アルコール多飲など

1）Lipowski ZJ：Delirium：Acute confusional states. Oxford University Press, New York, 1990
2）土井永史，他．：意識混濁（もうろう，せん妄）．臨精医 28：905-911，1999
［1，2）を基に筆者作成］

　せん妄による注意障害から，患者は周囲の状況を十分に認識できていない可能性が高い．そのため，下記のリスクアセスメントを行い，対応を検討する．

a. 患者の体格および姿勢

　患者がどのような様子か確認する．例えば，立位のままであれば危険性が高いため，まずはベッドなどへ移動し坐位または臥位になるよう促す．患者の体格がよい場合は，対応するスタッフの増員を検討する．

b. 患者に使用された医療機器

患者に挿入・装着されているものを確認する．具体的には，以下が挙げられる．

例）末梢点滴の静脈留置針，中心静脈カテーテル，尿道カテーテル，胸腔や腹部のドレーン，ギプス，（創部への）ガーゼやドレッシング材，モニター，貼付剤，等々…

特にカテーテル類やドレーン類の抜去は，抜去に伴う出血や創部の拡大など，二次的な有害事象を招く恐れがある．そのような医療機器があれば，患者から外れないよう注意しなければならない．

c. 周囲の環境

患者周囲の安全確保にも努めるべきである．患者にとって危険なものがあると判断した場合は，速やかに撤去するなどの措置が必要である．

例）
- ハサミやカッターなどの刃物 → 患者に届かないよう遠ざける
- 患者付近のベッド柵やコード類 → 四肢や頸部に引っかけないよう撤去する
- 暗くて周囲を見通しにくい → 患者のいる場所に薄明かりを点す
- モニターやポンプのアラームが大きい → 患者の危険性がなければ音を小さくする

3. せん妄対応をはじめよう

せん妄状態において，患者は不安と混乱の渦中にあるため，患者の不安の軽減に努める[3]．対応するスタッフは，患者の不安を軽減する目的で来たことを表明し，患者へ支援を行う者であると伝える．対応可能なスタッフが多い場合でも，はじめは1〜2人と必要最低限の人数で行うことが望ましい．患者へ初期対応を行う者以外のスタッフがいれば，緊急時にすぐ駆け付けられる場所で待機しておく．患者へ対応する者も，興奮や多動が強い場合は，適度に距離をおく（目安としては，両腕を広げた長さ）．ボールペンや針留めの名札など，けがを引き起こす可能性のある物は外す．白衣も，丈や袖が長ければ対応時は着用しない方が安全である．

　患者との会話では，まず私たち医療者が落ち着いて話を聴くように心がけよう．せん妄状態の患者は，誤った事実を話したり，強い口調で非難したりすることもしばしばある．その中で，患者の話を否定したり怒ったりするのではなく，受容的な態度と穏やかな口調で対応に臨む．患者の話に合わせながら，安心できるよう言葉をかけることが望ましい．この時，患者の注意障害を踏まえ，こちらから話す内容はなるべく短く，わかりやすい言葉を用いるようにする．

> 例1）患者：「ここはどこだ？　おまえは誰だ？　早く出社したいから，ここから出せ」
> 望ましくない対応の例：「ダメです，出られませんから．会社にも，今は行ってないでしょ」
> 望ましい対応の例：「ここは病院で，私は今夜の担当医師です．出社が必要かは，私が確認しますね．今夜は遅いですから，それまでゆっくりベッドで休みませんか？」
>
> 例2）患者：「そこに黒い服を着た死神がいただろ．ここは呪われているんだ」
> 望ましくない対応の例：「そんなのいるわけないでしょ．ただの幻だから」
> 望ましい対応の例：「それは怖かったですね．ここへ来るまでには見かけませんでしたが，後で私が確認しますので，安心してゆっくりお休みください．もし今ここにいるようでしたら，私と一緒に確認しましょう」

夜はここまでやっておく！

1.　せん妄への薬物療法を実施しよう

　先述の患者へのコミュニケーションも大切だが，それだけでは不十分なことが多い．そのため，根本的な治療ではないが，せん妄の症状を軽減する目的で，抗精神病薬が使用される[4]．薬剤の選択としては，まず，内服が可能か評価する．次に，鎮静作用も併せもつクエチアピンが使用できるか検討すべきである．糖尿病のある患者では，クエチアピンが禁忌となるため，リスペリドンやペロスピロンの使用を検討する．この2剤のうち，高齢者や，心機能もしくは腎機能が低下している患者では，院内で採用があればペロスピロンを検討するとよい．

　内服できない場合は，ハロペリドールを検討する．静脈内注射も筋肉注射も可能である一方，併存疾患による禁忌があることに注意する．

●せん妄に対する抗精神病薬について

せん妄の薬物療法では，主に抗精神病薬が用いられる．国内でせん妄に保険適用を有する薬物はチアプリドのみであるが，実臨床ではクエチアピンやリスペリドン，ハロペリドールなどがよく用いられている．こうした状況を踏まえて2011年9月に厚生労働省から「ハロペリドール，クエチアピン，リスペリドン，ペロスピロンを器質性疾患に伴うせん妄・精神運動興奮状態・易怒性に対して処方した場合，当該使用事例を審査上認める」旨の通知が出された．したがって，本書に記載されているせん妄に対する抗精神病薬は適応外使用である点に留意したうえで実臨床に臨んでほしい．

夜間の処方例

〈内服できる時〉
①糖尿病がない場合
・クエチアピン 25 mg　1錠内服
　（高齢者の場合）クエチアピン 25 mg　0.5錠内服
②糖尿病がある場合
・リスペリドン 1 mg/mL（0.5 mL/包）内服/リスペリドン錠 1 mg 0.5錠内服
・ペロスピロン 4 mg　1錠内服
※腎機能障害があれば，代謝産物の蓄積や排泄遅延が生じる可能性がある．そのため，高齢者や腎機能障害のある患者に投薬する場合は，半減期の短いペロスピロンを選択する方が望ましい．

〈内服できない時〉
①静脈ルートがある，もしくは静脈留置針を挿入することが可能な状況である場合
・ハロペリドール 5 mg/1 mL 0.2 A〜0.5 A＋生理食塩水 100 mL　1時間以上かけて静脈内注射
※生理食塩水は，必要に応じて5％ブドウ糖注射液への変更や50 mL液への変更を検討．
②静脈内投与が困難である場合
・ハロペリドール 5 mg/1 mL 0.2 A〜0.5 A　筋肉注射
　ただし，パーキンソン病（Parkinson's disease），レビー小体型認知症（dementia with Lewy bodies），重度の心不全，妊婦またはその可能性がある患者において，ハロペリドールは禁忌である．

> ※これに加えて，内服できない時は，「アセナピン舌下錠 5 mg 1錠 舌下投与」
> や，「ブロナンセリンテープ 20 mg 1枚 貼付」の使用も検討することができ
> る．これらを使用する場合は，まず精神科へ相談することを推奨する．

　また，初回投与後もせん妄症状が持続もしくは再燃する可能性もある．その
ため，これらの対応後，頓用として使えるよう指示を出しておく．指示内容は，
基本的に初回で使用した薬剤と同じ種類を選択する．これは，明朝以降のせん
妄対応を検討するうえで，夜間にどれくらいの用量が必要なのか，その用量で
忍容性に問題はないか，などを評価することにつながる．
　なお，睡眠薬として使用されるベンゾジアゼピン系薬剤は，それ自体がせん
妄の直接因子となるため，安易な使用は推奨されない．もちろん使用される場
面もあるが，初期対応で使う際は，精神科へ相談することを推奨する．

夜間の処方例

〈頓用指示の例〉※初回投与した薬剤を使用する
- クエチアピン　25 mg 0.5錠内服　1時間以上空けて　1日2回まで
- リスペリドン　1 mg/mL（0.5 mL/包）内服/リスペリドン　1 mg 0.5錠内服
  1時間以上空けて　1日2回まで
- ペロスピロン　4 mg 1錠内服　1時間以上空けて　1日2回まで

〈内服できない時〉
- ハロペリドール　5 mg/1 mL（初回投与量）＋生理食塩水 100 mL　（初回投与方法で）　1時間以上空けて　1日1回まで

---

2. せん妄への非薬物療法を実施しよう

a. せん妄が活発な時

　まずは先述のとおり，患者周囲の安全確保と対話による患者の静穏を図る．
同じ部屋の患者にも何らかの影響が懸念されるようなら，個室の病室へ移動す
ることを検討する．個室へ移動後，室内環境の安全が確保されていれば，いっ
たん病室から離れて患者が冷静になるのを待つ方法もある（タイムアウト法）．
　他にも，患者とともに生活をしている家族に来院いただく方法もある．普段
患者が心を許している人物が傍にいたり会話したりすることは，せん妄の不安
や混乱を軽減するうえで有効である．しかし，夜間せん妄であれば深夜である

ことが多く，家族の心身に大きく負担がかかることに留意しなければならない．

b．せん妄が落ち着いたら…

　患者の静穏を図ることができたら，その後の再燃に備えた環境調整を推奨する．これは，せん妄の促進因子を改善するだけでなく，患者に対する医療上の安全を図る目的もある．具体的には，以下を参考にする．

- 離床センサーを設置する（ただし，施設によっては行動制限の手段として分類されているので，その場合は家族への説明を忘れないようにする）
- 夜間の騒音（モニター音など）を少なくする
- 留置物（静脈ルート，コードなど）を最小化する
- ベッド柵など障害物を最小化する
- 病室内を薄明るくする（真っ暗は患者の不安を増強する恐れがある）

3．せん妄に潜む身体的問題を考えよう

　患者の静穏と安全確保がなされたら，せん妄が生じた要因について評価すべきである．特に注意すべき点は，せん妄の直接因子や促進因子である．生命予後に関わる要因もあるため，緊急性の高い異常は可能な範囲で除外すべきである．他の診療の優先度が高い場合や人手の問題で困難な場合もあるので，無理のない範囲で**表2**を参考にするとよい．

専門科へのコンサルトはこうする！

1．精神科へコンサルトする時

　以下のような場合，相談可能な環境であれば精神科へコンサルトすることを推奨する．

a．前述の介入が困難な時

　そもそも，これまでに解説した介入や治療が難しい場合がある．例えば，QT延長症候群のある患者であれば，抗精神病薬の投与を控えることが望ましい（p.113参照）．また，内服困難のためハロペリドールを検討したが，パーキンソン病を併存しているため使用できない症例もある．このように，薬物の選

表2●夜間帯に注意したいせん妄患者の身体的問題への対応

薬　剤	・現在使用されている薬剤と，直近で開始された薬剤を確認する ・特にベンゾジアゼピン系薬剤は，その後も夜間に投薬予定がある場合，控えることを推奨する（ただし，アルコール離脱せん妄の場合を除く）
循環器系の異常	・バイタルサインを確認する ・心房粗動や心室頻拍といった不整脈やショックを疑うような循環動態などがあれば，適切な処置や専門医へのコンサルトを検討する
呼吸器系の異常	・呼吸数や経皮的動脈血酸素飽和度（SpO_2）を確認する ・低酸素血症がある場合，夜間ではひとまず酸素投与を開始する ・重度の呼吸不全では，挿管を含めた適切な処置を検討する
糖代謝の異常	・糖尿病の併存，食事や栄養療法が十分にできていない場合に考える（低血糖症や高浸透圧性高血糖症候群などの可能性を考慮） ・簡易血糖測定器で血糖値を確認し，必要に応じて対応を進める
神経系の異常	・明らかな麻痺や構音障害などあれば，急性期の脳血管障害である可能性を考える ・超急性期治療の適応が想定された場合，早急に専門医へのコンサルトと検査を行うべきである
感覚器の異常	・疼痛や瘙痒などの感覚異常が，せん妄の促進因子となっている可能性がある ・明らかな要因が判明すれば，その症状緩和を検討する（ただし，オピオイドはそれ自体がせん妄の直接因子である可能性を考慮）
その他の異常	・貧血，電解質異常，肝性脳症，内分泌機能の異常など… ・生命予後が切迫している状況でなければ，患者の急変に注意しながら，翌朝に検査を計画するか主治医へ申し送っておく

択が難しい場合は，精神科医へ相談することを検討する．この時，投薬が困難な理由を必ず伝えよう．

b.　前述の対応では困難な時

　前述の対応でも，症状がなかなか改善しない場合がある．薬物療法であれば頓用による追加対応もあるが，患者およびスタッフの安全が保てないと判断した場合，精神科医へ相談することを検討する．

2. コンサルトの際の伝え方

相談の際，事前に以下の事項について整理し，精神科へ相談するとよい．夜間であり，かつ早急な対応を要することが多いため，簡潔に伝えることも大切である．

a. 依頼したい内容
「患者の興奮へ対応いただきたい」など，まずは一言で依頼したい内容を伝える．

b. 患者背景：具体的には下記の内容を伝えられるとよい
年齢，性別，入院目的（○○の治療，など），主な治療内容（特に手術の有無），既往歴および併存疾患（糖尿病の有無を忘れずに！），内服可能かどうか，QTcの延長の有無，などを伝える．

c. 簡単な経過
せん妄の発症が確認された日時，呈している症状や会話内容について説明する．特に，発症直前で手術や投薬されたもの（特にベンゾジアゼピン系薬剤，ステロイド，オピオイド　など）があれば，それを伝えよう．

3. 緊急性の高い身体的問題がある時

せん妄には隠れた身体的問題があることが少なくない．加えて，せん妄の薬物療法を開始した後，それに伴う不整脈など身体合併症が生じる可能性もある．緊急性の高い状態であれば，夜間でも適宜専門科へ相談する．生命予後が切迫している場合は，院内の救急コールも検討する．

朝になったらこれをする！

1. 精神医学的対応を計画しよう

せん妄が改善した翌日以降も，症状が再燃することが予測される．そのため，せん妄の身体的な原因が改善するまでは，治療薬の継続を推奨する．具体的に

は，その日の夜に使用した抗精神病薬を選択し，同日使用した用量を準備する．内服タイミングは，症状が出現した時間帯より前に内服するとよい．夜間の様子を踏まえ，頓服指示も継続もしくは適宜変更を行う．

例）
20時頃にせん妄が出現し，クエチアピン12.5 mgを開始した．一時的に落ち着いたが，数時間後に再燃したためクエチアピン12.5 mgを追加投与した．以降は，朝まで穏やかに過ごした．
→翌日は，クエチアピン25 mg　内服　1日1回夕食後の開始を検討する．

2.　身体的問題へ対応しよう

せん妄が発生した原因について評価する．患者の診察を踏まえ，まずは血液検査により評価するのがよいだろう．具体的には，全血球計算・電解質・肝腎機能などを中心に，背景疾患に応じて，血中の酸素および二酸化炭素・内分泌機能・ビタミン・アンモニアなどの測定も検討する．骨転移がある場合，酸化マグネシウムを服用している場合は，CaやMgの測定も忘れない．疑う疾患があれば，画像検査も実施する．

入院目的の病態と異なる問題が見つかる場合は，各科へコンサルトも検討する．せん妄の背景疾患を治療することが，せん妄の根本的治療の一つであることを覚えておこう．

3.　環境調整を実施しよう

夜間帯ではできなかった環境調整を行う．見当識障害があれば，アナログ時計やカレンダーの設置を検討する．窓のカーテンを開けて日中の部屋を明るくすることは，昼夜逆転の予防になる．また，家族から，可能であれば家族の写真や患者に馴染みのある物品を持ってきてもらうとよい．そのような物品を患者の傍に設置することは，患者の不安軽減に有効である．

4.　服薬内容を見直そう

せん妄は薬剤によって引き起こされる場合もある．もし変更や中止が可能な薬剤があれば，考慮する．例えば，ベンゾジアゼピン系睡眠薬が要因として疑

わしい場合は，一時的に中止もしくはオレキシン受容体拮抗薬など別種類の睡眠薬への変更を検討する．なお，ベンゾジアゼピン系薬剤が高用量であったり数種類内服していたりする場合は，急な用量の減量による（けいれんなどの）離脱症状が出現する可能性があるため，精神科へ相談したうえでの調整が望ましい．オピオイドが要因として疑わしい場合は，増量前の用量に戻すか，オピオイドスイッチングを検討する[5]．ただし，これらの薬剤調整は，もともとの治療を踏まえたメリットとデメリットを天秤にかけて検討すべきである．

こんな患者は注意！

1．患者自身またはスタッフに危害が及ぶ可能性が高い時

　顕著な興奮に対しては，マンパワーの確保が重要である．病棟内での人手が足りない場合は，夜間担当の師長など全体を統括する者へ相談したうえで他病棟に所属するスタッフから応援を求めることも検討する．危険を伴うことが強く想定される場合は，警備職員を呼ぶことも検討する．限りあるマンパワーでの対応は，何らかの医療事故を伴う危険性がある．あらかじめ院内の医療安全管理マニュアルを確認しておくことを推奨する．

　せん妄症状により，患者または他者において生命または身体が危険にさらされる時，他の手段でも対応できない場合，身体の拘束など一時的な行動制限を検討する．ただし，行動制限はあくまで患者に関連する事故を防ぐ目的に過ぎず，興奮状態はむしろ増強する可能性があることに留意する．実施する際は，家族へ連絡し，行動制限を行う目的と必要性を説明して，同意の取得を忘れないようにしよう（「note. 身体科病棟での身体拘束」[p.116] も参照）．

2．心電図でQT延長を認める時

　夜間に抗精神病薬を使用する際は，投与前に，最近実施された患者の心電図からQTcを確認するべきである．本解説に列挙した薬剤は，QT延長を引き起こす可能性がある．QT延長は，時としてtorsades de pointesとよばれる不整脈を引き起こし，突然死の原因になり得る．QT延長を認めた時は，抗精神病薬を慎重に使用するもしくは投与を控える．

　直近の心電図が行われていない場合は，心不全の併存およびそのリスクを評

価する．特に，ハロペリドールを静脈内投与する場合はQT延長のリスクが高いため，心電図モニターを装着すべきである．

3. 患者が妊娠中またはその可能性がある時

夜間はひとまず，症状緩和を優先し，薬物療法および非薬物療法の導入を推奨する．これは，せん妄の興奮や多動によって胎児の安全を保つことができない可能性があるためである．ただし，ハロペリドールは禁忌となるので注意する．

翌朝以降の抗精神病薬は，投与によるメリットとデメリットについて患者と家族へ情報提供し，双方が納得する望ましい方針を協議する．使用の際は患者および家族への十分な説明とカルテ記載を心がける．

家族への説明・翌日のスタッフへの申し送り
★

1. 家族へ説明しよう

急性発症の経過から，患者のせん妄に対して家族は戸惑うことが度々ある．そのため，翌朝以降に家族へせん妄に関する説明を行う．この時，ただの病状説明だけではなく，家族の不安や心配に配慮すべきである．家族の不安を軽減するうえで，下記の内容について情報提供するとよい．

- 認知症とは異なり，病気や薬剤などが原因となっていること
- せん妄の原因を治療もしくは除去することで，回復する可能性があること（その場合，早期に改善する場合もあるが，月単位で続く場合もあること）
- 患者との会話では，否定せずに話を合わせたり話題をずらしたりするのがよいこと

2. 翌日のスタッフへの申し送りをしよう

翌日には，せん妄の発生および実施した対応について申し送る．身体的な問題があれば，せん妄が生じた要因を考察するうえで重要な情報になる．使用した抗精神病薬の種類と用量について伝えることは，その後の忍容性の評価や薬物療法の方針決定に重要となる．実施した環境調整を申し送ることは，他に実

施すべき対応を検討する契機になる.

　最後に, せん妄の対応にあたった看護師や職員への感謝を忘れてはならない. せん妄への対応は多大な労力を伴う. ねぎらいと感謝の気持ちを忘れないようにしよう.

成功事例

●70歳代男性　大腸がん

大腸がんの手術を控えた入院患者が, 夜間に大声で叫び落ち着かない様子であるため, 当直医が対応にあたった. 診察前に, 病歴, 併存疾患, 心電図所見をカルテから確認した. また, 夜勤の看護師から, バイタルサインの異常はないこと, 不眠時指示に従い3時間前にブロチゾラム0.25 mgを内服していたことを確認した. 周囲に危険物がないことを確認し, いったんベッドに腰掛けるよう促した. 隣の病床でシリンジポンプのアラームが鳴っていたため, 速やかに消音した. 患者は, 入院中であることを認識しておらず, 妻に会うために今にも病院から抜け出そうと考えていた. 患者の不安に耳を傾け, 翌朝に妻へ相談してみることを伝え, 今夜は休むことを勧めた. 徐々に落ち着いた様子を確認し, 事前に準備していたクエチアピン12.5 mgを内服してもらった. しばらくして, 患者が入眠したので, ベッドサイドに離床センサーを敷き, 床に散らかった物品を片付けた. また, 不眠時指示のブロチゾラムを中止し, クエチアピン12.5 mgの頓服指示を追加した. 夜間, 一度尿意で目が覚めたが, 排泄から再入眠まで穏やかに過ごした. 翌朝, 夜間のことを主治医に申し送り, ベンゾジアゼピン系薬剤の変更の検討と家族への説明について提案した. 夜勤の看護師へ, 対応にあたったことへの感謝を伝えた.

参考文献

1) Lipowski ZJ：Delirium: Acute confusional states. Oxford University Press, New York, 1990
2) 土井永史, 他.：意識混濁（もうろう, せん妄）. 臨精医 **28**：905-911, 1999
3) 下里誠二（編著）：最新CVPPPトレーニングマニュアル―医療職による包括的暴力防止

プログラムの理論と実践，日本こころの安全とケア学会（監修），中央法規，東京，2019年

4）日本総合病院精神医学会せん妄指針改訂班（編）：せん妄の臨床指針—せん妄の治療指針第2版－日本総合病院精神医学会治療指針1，星和書店，東京，2015年

5）日本サイコオンコロジー学会・日本がんサポーティブケア学会（編）：がん患者におけるせん妄ガイドライン2022年度版，金原出版，東京，2022年

> **note**

身体科病棟での身体拘束

- -

【身体拘束の考え方のPOINT】

○身体拘束はあくまで事故予防策の一環である

○せん妄や認知症のケアを十分に行っても事故リスクが高い場合（切迫，非代替）は，身体拘束をためらわないことも重要である（「身体拘束＝悪」ではない！）

○身体拘束を行う場合は「3要件」（表a）を複数人で確認，カルテに記録，本人家族に説明する

○身体拘束以外に行っているケアや，身体拘束解除の見通しを翌日に申し送る

○誤嚥や深部静脈血栓症に注意する

○病院ごとのマニュアルがある場合もあるのでそちらも参照する

身体拘束は倫理的問題や法的問題と関連し，実施にあたっては慎重な判断が必要である．訴訟リスクの回避ありきの議論は望ましくないが，法を知らなければ倫理的に適切な対応もとりにくい．そこでまず，身体拘束の法的根拠や訴訟例について触れる．

身体科病棟での身体拘束について，法的な規制はなく，介護保険法や『身体拘束ゼロへの手引き—高齢ケアに関わるすべての人へ』（厚生労働省）に則って対応されている．手引きでは「緊急やむを得ない場合」という例外要件がある時のみ，身体拘束が可能になるとされており，切迫性・非代替性・一時性の3要件をすべて満たすことをチームで検討・確認し，記録することが必要とされている．手引きは介護保険施設での身体拘束を想定しているものの，2010年の最高裁判決では，身体科病棟での身体拘束に関して家族が病院に損害賠償を求めたが，拘束は3要件を満たした最低限のものだったとして，最高裁は病院側の責任を否定している．

身体拘束を行わなければ訴訟リスクを回避できるというわけではなく，2009年の広島高裁岡山支部の判決では身体拘束を行わなかったことに関して義務違反が認められている．また，いずれの裁判でも，事故予防のうえで身体拘束以外の評価，対応が十分になされていたかも重視されている．

これらを踏まえたうえで，夜間身体拘束について判断を求められた場合のPOINTを冒頭にまとめた．また，3要件について一般病床での具体例も挙げたので参考にされたい（表a）．

表a● 身体拘束の3要件

3要件	一般病床での具体例
切迫性	• チューブ類の挿入や必要な治療行為を理解できない認知の問題がある（認知症，せん妄など） • それらを自己抜去・中断した場合に重大な身体的ダメージが生じ得る • 自己抜去・中断しそうな様子がある
非代替性	• 危険行動の原因への対応を行っても切迫性が解決されない
一時性	• 身体拘束の期限を明確にする • 身体拘束以外のケアも同時並行する • 切迫性の判断の根拠となった治療行為の期限を確認する（チューブがいつ抜けるかなど）．そもそも必要かも確認する

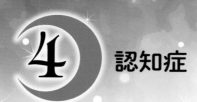

4 認知症

\対応のPOINT/

せん妄・身体症状を見逃さない！

◆「認知症orせん妄」，「認知症or身体症状」ではなく，「認知症もある
  かもしれないが，せん妄・身体症状もあるかもしれない」という視点
  をもとう．

◆せん妄の直接因子・促進因子になり得る因子は，認知症だとしても可
  能な限り解消しよう．

**認知症を治すのではなく，認知機能低下があっても問題が起きにくい環
境・かかわりを心がけよう！**

◆認知機能そのものの改善は難しいが，コミュニケーションや環境整備
  によって，「問題」を減らす．

薬剤投与は慎重に！

◆抗精神病薬は認知症による興奮や危険行動に対する使用は安全性の確
  保はされておらず，使用する際は慎重に．

対応方法は個別性が高いことも多く，可能な限り具体的に共有しよう！

◆「認知症の患者」というだけで同じ対応や説明をすればうまく対応で
  きるわけではない．患者ごとの苦痛や認識を評価し，それに対して
  行った対応を具体的に次の担当者に伝える．

まず，こう対応する！

1．認知症・認知機能を知る

　認知症の定義は「いったん正常に発達した認知機能が後天的な脳の機能障害
によって持続性に低下し，日常生活や社会生活に支障をきたすようになった状
態」とされている[1]．

　認知症＝物忘れ，認知機能＝記銘力と誤解されていることも多い．認知機能
とは記銘力以外にも，言語能力，注意（いわゆる集中力），実行機能（複数の

情報をまとめて，適切な計画・行動をする・臨機応変さ），視空間認知（自分の体や周囲の物との位置感覚，場所の理解）など複数の機能によって構成されている．近年では認知症の診断にはこれらの認知機能のうち一つ以上の低下を診断の条件[1] としており，つまり記銘力低下のない認知症という状態もある．

　記銘力低下は一般的にイメージしやすく，周囲から気づかれることも多いが，実行機能低下は簡単に表現すると「臨機応変に対応する能力」とも表現され，低下していても長年かわらない自宅生活では記銘力以上に気づかれないことがある．ただし記銘力低下より先に低下しやすい能力ともいわれており，新たな病気の発症や入院などの環境・生活変化ではじめて顕在化して問題になることも多い認知機能でもある．

2.　カルテ・他の医療者からの情報収集

a.　認知症の既往，認知機能低下をうかがわせるエピソードを集める

　もともと認知症という診断がついていることもあるが，自宅生活や全身状態が悪化する前（長年営んでいた生活）は，認知機能低下があっても，問題になっていないこともある．カルテや夜勤の他の医療者から，目の前の問題以前に認知機能低下をうかがわせる情報を集める（入院時持参薬の内容を把握していなかった，病棟で自室に戻れないことがあった，説明を受けたはずの内容を忘れていることがあったなど）．

　頭部CTやMRIは検査歴があれば以前のものも含めて確認する．画像だけでは認知機能低下の診断はできないが，認知症の種類の判別や対応の参考になる可能性はある．また脳の萎縮や陳旧性の虚血病変は認知機能低下を疑う所見でもあるが，同時にせん妄リスクの高さを推定する情報でもある．

b.　目星をつけておく

　認知機能（特に実行機能）が低下していると，抽象的な質問やopenな質問に適切に返答することが困難になる．例えば，医療者が「体調はどうですか」と患者にきいた場合は，治療の主な対象としている病気に関係する症状やその治療のために行った薬剤や処置の効果を判断するために症状の変化を確認したいという目的を意図していることが多い．しかし，これは「体調」という言葉に病気や行った治療・処置という情報を含めてしまっているといえる．実行機能が低下していると複数の情報を統合・処理することが難しくなり，質問をし

た人物の立場や狙いを推測することが難しくなり，医療者が意図した質問の意味が伝わらないことがある．そのため，問診の際はopenな質問の他に，身体的な病態として現れやすい症状や介入の効果など医療者から見て優先度の高い症状のclosed・具体的な質問を心がける．（例：イレウスで入院した患者に対しては「入院した時と比べて腹痛，腹部膨満，吐き気が軽くなりましたか」．前日の夜間に痛みの緩和のため使用した頓用薬があれば，「昨夜の痛み止めを使った後に痛みは軽くなりましたか」など）

Closedな質問の精度を上げるためには病状や検査結果だけではなく，経過表や他の医療者から最近あった身体症状や使用した薬剤（頓用薬を含めて）など事前の情報収集を行い，優先して確認すべき症状を推定しておく．

3.　せん妄・身体症状を見逃さない

a.　せん妄，身体症状には常に注意を払う

認知症の既往・頭部画像や事前の認知機能低下をうかがわせる情報は認知症・せん妄の鑑別の参考にすることはあるが，確実な根拠ではなく，また認知症の診断によってせん妄が除外はされず，せん妄が重複している可能性を常に考える．

また認知機能低下や意識障害があれば適切に身体症状を表現できないことがあり，言語的に身体症状を訴えていなくても，身体疾患で入院している状況だとすれば身体症状の存在は常に疑って診察を行う．

b.　せん妄を起こす・悪化させる因子や症状は改善を目指す

せん妄の直接因子・促進因子になり得る病態・症状は，せん妄ではなくても解消することで本人の苦痛が緩和する可能性があり，強い侵襲性を伴う処置でない限りは認知症・せん妄の診断にかかわらず解消を図る（発熱に対する解熱薬の投与，痛みに対する鎮痛薬，尿意に対する導尿，口喝・脱水に対する口腔ケア・飲水，便秘に対する排便，瘙痒に対する軟膏の塗布・皮膚のケア，眼鏡や補聴器の使用）．

c.　身体症状を経過，身体的状況，客観的観察でも評価する

痛みなどの苦痛症状の問診での確認は必要だが，客観的な所見でも評価を行う．PAIN-AD[2]（**表1**）は重度認知症患者の痛みの評価法の一つであるが，重

表1 ● PAIN-AD

項　目	0	1	2
呼　吸	正常	随時の努力呼吸 短期間の過換気	雑音が多い努力呼吸，長期間の過換気， Cheyne-Stokes 呼吸
喘　鳴	なし	随時のうめき声，ネガティブで批判的な内容の小声での話	繰り返す困らせる大声，大声で呻き苦しむ，泣く
顔の 表情	微笑，無表情	悲しい，おびえている，不機嫌な顔	顔をゆがめている
ボディ ランゲージ	リラックスしている	緊張・苦しむ，行ったり来たりそわそわしている	握った拳，膝を曲げる，引っ張る，押しのける，殴りかかる
慰　め	慰める必要はない	声がけ，接触で気をそらせる，安心する	慰めたり，気をそらしたり，安心させられない

［平原佐斗志：認知症の緩和ケア．緩和医療学11：36，2009より引用］

表2 ● 仕草や客観的所見から疑われる症状

仕草・客観的所見	症状
じっとして動かない・柵をつかんでいる	痛み
マスクを外す・口唇の乾燥・口腔内の汚染	呼吸苦・口喝
点滴抜去・皮膚の擦過痕	瘙痒感
歩く，座ったり立ったりを繰り返す 下肢をもぞもぞと動かす	尿意・便意・むずむず脚症候群・アカシジア
唾を吐く	吐き気

要なことは身体症状をうかがわせる仕草や行動を見逃さないことであり，記載
したもの以外にも，体の一部を気にするようなしぐさがあれば，その場所に不
快な症状が存在する可能性がある（**表2**）．

4. 認知機能低下に配慮したコミュニケーション

a. 本人から見える世界を想像しよう

　認知症の症状のうち，夜間に問題となりやすいのは，帰宅願望や点滴抜去な
どの危険行動が多い．医療者は入院の必要性があるにもかかわらず治療に支障
をきたすこれらの行動を止めたくなり，患者に対して「やめてください」，「部
屋に戻ってください」と最初から本人の行動を否定する言動をとりやすい．こ

の行為は医療者にとっては, 入院・治療の必要性を把握しているため, 当然の行動のように感じやすいが, 認知機能低下が低下した患者がこの状況をどのように感じるのか想像する.

　記銘力低下が強い場合で考えると, 夜に知らない場所にいることに気づき, ここはどこで何のためにいるのかわからず, 夜になったため家に戻りたいと思い, 歩いていたら, 知らない人物から突然「部屋に戻ってください」と止められたと感じている可能性がある. 知らない人間から突然行動を止められれば, 興奮したり, 不審に感じる心理はほとんどの方が想像できるのではないだろうか.

b. 本人の認識を確認・推定する

　最重度の認知機能低下でなければ, 本人自身も自分の行動の理由を説明できることは多い. 本人の行動を止める前に, まずは現在の行動の理由・目的を確認する. 本人の口から, 自分の状況の認識や帰宅したい具体的な内容が表現される可能性があり, その場合も目的は極力具体的に確認する (携帯電話を探している→何の目的のために電話を探しているか確認する). 多くの場合は, 身体的な治療の方が優先度や緊急度が高いが, 本人の認識や目的を確認することで, 本人の帰宅の目的と身体治療の必要性を具体的に比較して説明しやすくなる. また, 本人の要求を解決する方法が帰宅以外に見つかる可能性もあり, 他の解決方法を提示することで, 本人の行動を変化させやすくなる.

c. 説明の仕方を工夫しよう

　前述の実行機能の低下がある場合は, 複数の情報を統合・連想することが難しくなるため, 病院 (らしい場所)・医者・看護師 (らしい白衣を着た人物) ≒自分が病気で入院・治療している可能性≒治療しないと致命的な結果になる可能性がある, というように連想することが困難になる. 相手の立場を推定することも苦手であり, 問診を開始する際には, 初対面のように立場や目的を明確に伝えてから問診を開始する.

　入院の必要性を説明する際にも, 例えば「肺炎の治療の必要性があります」という説明は, 肺炎治療のために点滴で投与する抗菌薬があり, 点滴投与には入院が必要であること, 肺炎が悪化すれば死亡するリスクがあること, 肺炎の治療が終われば退院できることなどの普段医療者であれば「肺炎の治療」という言葉だけでほぼ自動的に連想される情報の説明はされていない. 実行機能が

低下していると，一部の情報から連想することが困難になるため，「肺炎の治療の必要性」という説明で本人の納得・理解が乏しい様子であれば，上記のような医療者にとって「暗黙・前提」になりやすい情報を追加する．

　また言葉による説明は現実的なイメージをもちにくいことは，認知機能低下の有無にかかわらず起こり得る．身体症状を詳細に問診し，病気と本人が実際に感じている症状の関係を説明することで，本人も入院の必要性を理解しやすくなる可能性があるため，危険行動をとろうとする患者に対しても，常に身体症状の評価を行う．

d. 人と場所を変える

　どんなに具体的に入院の必要性を，本人の行為の理由を論理的に比較して説明しても本人が納得しないこともある．その場合は，話題や場所，対応する人を変えるなどの対応によって，本人がこだわっていた行動や目的のことを忘れてしまうこともある．

　対応可能な人物が複数人いる場合は，場所や対応する人物を変えることも検討する．

夜はここまでやっておく！

1. 薬剤対応は慎重に

　暴力行為や致命的な状況での強い帰宅願望や抜去によって致命的・重篤な状況になるルート・ドレーン類（挿管チューブ，CVのルート，PTCDなど）の抜去のリスクが高く，前述の身体症状やせん妄の緩和，認知機能に配慮した対応をしても安全を確保できない場合があり，その場合には薬物療法を検討する．夜間の対応として即効性の期待される薬剤を注意点を含めて以下に紹介する．

a. 抗精神病薬

　認知症による興奮や易怒性の緩和を目的として抗精神病薬を使用することは現実にあり，一定の効果は期待できるが，注意する点がある．1点目は適応外使用であること，2点目は2005年のFDAより[3]，認知症の周辺症状に対する抗精神病薬（オランザピン，アリピプラゾール，クエチアピン，リスペリドン）の使用は心不全・不整脈・肺炎などの有害事象によって死亡率を上昇させ

るとして，使用しないように勧告されていることである．そのため使用に際しては，副作用のリスクと合わせて使用を検討するまでにいたった経過や行った対応，認知症への症状を対応しないことでの本人へのデメリット・危険性を本人もしくは家族に説明したうえで投与を行う．

b．その他（睡眠薬・抗うつ薬）

　抗精神病薬が副作用などの問題から使用しにくい場合に，他の向精神薬も候補に挙がる．

　認知症患者は不眠症も合併しやすいといわれており，易怒性や衝動性を直接緩和させるのではなく睡眠確保を主な目的として使用する場合に，睡眠薬の効果が期待される．ただし代表的な睡眠薬であるベンゾジアゼピンはせん妄の直接因子になり得る薬剤であり，認知機能低下・高齢者に第一選択で使用すべき薬剤ではない．

　近年上市されたオレキシン受容体拮抗薬のレンボレキサントは認知症の不眠に対して比較的安全に使用できるとの報告がある．抗うつ薬の一種であるトラゾドンもせん妄リスクが少なく，比較的使用しやすい薬剤である．

2．同じような症状・言動が出現した際の対応を準備しておく

　いったん本人の危険行動がおさまった場合でも，認知機能低下によって経過を忘れてしまい，同様の行動をとる可能性はある．説明内容，関わり方，薬剤投与，いずれだとしても効果のあった方法・なかった方法を他の担当者と共有しておくことで，対応の精度が上がる．

3．家族からの情報聴取，家族への説明

　特にはじめての症状であれば，夜間であっても家族へ連絡する．自宅でもすでに認知症による問題行動が出現している場合もあるが，認知機能低下があっても自宅では大きな問題になっていないことも多い．

　そのため，家族も患者本人が入院環境で問題を起こすと想像していないことも多く，特に薬剤投与を検討する場合，入院中の経過を伝え，使用する目的や転倒や誤嚥などのリスクについても説明する．

4. 点滴やドレーン抜去をした場合は夜間に再留置の必要性があるか検討する

抜去されたルートやドレーン類がある場合もすべて再留置しようとするのではなく，致命的でなければ夜間は再留置しないという対応も検討する．

専門科へのコンサルトはこうする！

1. 抜去や危険行動が致命的となるルート・デバイスが存在する場合
2. 著しい暴力行為がある場合

コミュニケーションなど関わり方での対応は当然必要だが，緊急性が高い状態であり，侵襲性・リスクの大きい対応を視野に入れ，専門科へコンサルトを行う．

3. 薬剤投与への拒否が強く，筋注や皮下注を検討する場合

薬剤投与が必要と判断したものの，本人の拒薬が強く，内服や末梢からの点滴静注が難しい場合は，筋肉注射や皮下注射も検討する必要がある．その場合も薬剤投与によるリスク（副作用，投与に必要なマンパワー）が大きく，専門科へのコンサルトを検討する．

4. パーキンソン症状がある場合

パーキンソン病による認知症やレビー小体型認知症（DLB）の特徴として，向精神病薬に対する過敏性という特徴がある．向精神薬全般に対して，精神状態や神経機能の悪化のリスクがあるが，特にドパミン遮断効果の強い抗精神病薬（ハロペリドールやリスペリドン）によってパーキンソン症状が急激に悪化し，誤嚥や転倒のリスクが高くなる．

レビー小体型認知症やパーキンソン症候群の診断がついていない高齢者の方も多く，パーキンソン症状らしい症状をもっている高齢者に対して向精神薬の使用を検討する場合は専門科にコンサルトを行う．

朝になったらこれをする！

　夜間に抜去されたルートやドレーン類の再留置は，人手が多い日中に検討する．

　もし認知症に伴う精神症状だけが入院生活の問題になっており，せん妄の除外や全身状態の改善が完全にできていると思われる場合には，早期退院を検討する．全身状態・治療経過が順調に経過している場合に，家族の送迎の都合だけで日程を決定していた場合は，家族と経過を共有し，再度日程調整を検討する．なお退院する場合は，認知機能低下によって身体的な変化を本人が周囲に報告できずに発見が遅れる可能性を家族などに説明し，退院直後は身体的な症状や徴候の客観的観察を依頼する．

家族への説明・翌日のスタッフへの申し送り

1．家族への説明

　家族は認知機能低下に気づいていない可能性もある．普段どおりの生活では気づかれにくく，入院環境や新規の症状など新しい環境や情報に脆弱なことも説明する．もともと認知機能低下があったかどうかが水かけ論になる場合は，現在起きている具体的な行動や問題，その対策を説明する．薬剤投与を検討する場合は，副作用のリスクの説明も必要だが，認知機能低下による点滴抜去などの行動にも危険性があることを説明する．

　家族が付き添い可能であれば，実際の様子をみることや，危険行動の予防に協力を仰いでもよいが，家族に対応を一任せず，医療者も継続して，対応を検討していく．

2．スタッフへの申し送り

　「認知症・暴力行為」というラベルだけ貼られてしまい，個別的な対応がなされないことがある．本人の認識や言動，医療者の関わりや対応を具体的に共有することが重要である．

　「入院の必要性を説明したが，理解されなかった」と記録・共有するのではなく，入院の必要性をどのように説明し，本人がどのように反応したかを具体的に記録することで，ケア・関わりの改善を図る．

成功事例

●80歳男性 〔誤嚥性肺炎〕

誤嚥性肺炎で入院後，入院後3日間は昼夜問わずぼうっとしている様子がみられていたが，肺炎は徐々に改善傾向となり，嚥下評価を行い，食事摂取再開のタイミングを検討していた．4日目の夜になり，突然，「食事を食べさせてもらってない，家に帰る」と言い，末梢の点滴を抜去し，エレベーターに向かったところで看護師が部屋に戻るように説明したが，興奮して拒否した．カルテをみると，自宅でも以前からなくしものをするようになっていたとの情報があった．本人に聞くと食事のために自宅に帰ると話していたが，口喝や嚥下困難感，呼吸苦の自覚を確認すると本人も認め，その後肺炎の経過，翌日以降に食事再開を予定していることを説明すると，いったん納得して部屋に戻るが，直後に「食事はいつ出てくるんだ」と怒り出した．翌日の午前中に嚥下の専門家が評価を行い，昼食後に食事再開の可能性があること説明し，その日程を本人の病室の壁に可視化した．点滴は口喝や呼吸苦の改善に必要であることも追記した．

上記経過を翌日の日勤の担当者と共有し，症状，体の状態，嚥下機能，および食事摂取の進捗状況，退院可能となる食事の目安を本人に継続的に説明するように依頼した．その後本人が自分の嚥下の状況や食事形態の状況を一部忘れてしまうことは観察されたが，突発的な危険行動は観察されず，退院となった．退院時に家族に本人が自分の状態・症状の縦断的な変化を記銘・表出できない可能性も伝え，嚥下や呼吸器症状の客観的な観察の継続を依頼した．

参考文献

1) American Psychiatric Association：DSM-5-TR精神疾患の診断・統計マニュアル，日本精神神経学会（日本語版用語監修），医学書院，東京，pp. 659-670, 2023年
2) V Warden, et al：Development and psychometric evaluation of the Pain Assessment in Advanced Dementia（PAINAD）scale：J Am Med Dir Assoc **4**：9-15, 2003
3) Food and Drug Administration：FDA public health advisory：deaths with antipsychotics in elderly patients with behavioral disturbances.〈https://psychrights.org/drugs/FDAantipsychotics4elderlywarning.htm〉（最終確認：2024年4月23日閲覧）

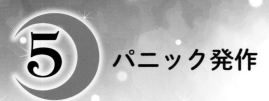

5 パニック発作

まず，こう対応する！

1. パニック発作の症状を確認する

　パニック症およびパニック発作の診断基準[1]については「1-2. 心配で落ち着きません…（不安）」（p.30）を参照されたい. 夜間にはじめて診察する患者であれば，まずはパニック発作かどうかの診断ができれば十分である. 突然起こり，数分以内にピークに達すること，その間に診断基準にある症状が4つ以上起こることがポイントである. ただし実臨床では，「それに近い病態」もパニック発作として扱うこともある.

2. パニック発作とよく似た症状を呈する疾患を鑑別する

　パニック発作とよく似た症状を呈する疾患として，喘息発作，慢性閉塞性肺疾患（COPD）の増悪，狭心症，心筋梗塞，急性心不全などが挙げられる. 喘息やCOPD患者においてはパニック発作が合併しやすいことが知られている. ただし，喘息やCOPD患者が呼吸困難を訴えた時に胸部の聴診で明らかな

wheezeが聴取されるようであれば，パニック発作よりも喘息発作，COPDの増悪が疑われるため，短時間作用型β刺激薬の吸入やコルチコステロイドの全身投与を行うことになる．パニック発作は診断基準にあるように症状が数分以内にピークに達するため，30分を超えて持続するような場合には上記のような疾患が症状の原因である可能性を考える必要がある．身体所見，基礎疾患の確認，必要に応じて採血検査，心電図，胸部X線検査を行うこともある．

夜はここまでやっておく！ ★

1．リラクセーション法

軽度のパニック発作であれば，ベッドサイドで患者の背中をさする，手を握るなどしながら「大丈夫ですよ．だんだん落ち着いてきますからね」と優しく声をかけながら腹式呼吸を指導する．リラクセーション法には他にも種類があるが，夜間に指導する医療者にとっても，パニック発作中の患者にとっても腹式呼吸が最も簡便だろう．腹式呼吸の指導方法については**表1**[2, 3] に示す．

2．薬物療法

重度のパニック発作の場合，軽度だが腹式呼吸を行っても改善してこない場合には，速やかに薬物療法に切り替えを検討する．これは強いパニック発作の症状を経験すると，「またあの発作が出るのではないか」という予期不安が高まってしまうためである．

表1●腹式呼吸の手順

①腹式呼吸について説明する
②4秒かけて鼻から息を吸いながらお腹をふくらませてもらう（いち，に，さん，し，と医療者が声をかける）
③1秒息を止める
④口からゆっくり8秒かけて息を吐き出してお腹をへこませてもらう（いち，・・・，はち，と医療者が声をかける）
※パニック発作時に頻呼吸を認める患者では，最初は患者の呼吸のペースより少しだけゆっくり目のペースで呼吸をしてもらい，少しずつ呼吸のペースをゆっくりにしていく

[五十嵐透子：リラクセーション法の理論と実際　第2版，医歯薬出版，東京，2015年を参考に筆者作成]

夜間の処方例

〈内服できる時〉
・アルプラゾラム 0.4 mg　1回1錠内服
〈内服できない時〉
・ロラゼパム 0.5 mg　1回1錠舌下
〈肝障害のある時〉
・ロラゼパム 0.5 mg　1回1錠内服
※ロラゼパムは大部分がグルクロン酸抱合され CYP に関係しないため，肝障害でも使用しやすい．

専門科へのコンサルトはこうする！

　基本的には30分以内，長くても1時間以内には症状がおさまるため，夜間に精神科にコンサルトすることはあまりない．

朝になったらこれをする！

1．パニック症/パニック発作について説明しよう

　朝になってパニック発作が落ち着いている時に，パニック症/パニック発作とその対処方法について説明を行う．パニック症の認知行動モデル（**図1**）を見せながら，悪循環について説明を行う．その際，誰にでも起こり得る症状であること（「一般化」と言う），命に関わる疾患・症状ではないこと，対処可能な疾患・症状であることを説明する．

2．パニック症/パニック発作の対処方法について説明しよう

　パニック発作が出そうな時，出た時の対処方法について説明する．具体的には前述したリラクセーション法である腹式呼吸や筋弛緩法について紹介する．パンフレットを渡すだけではなく，患者に実際にやってみてもらい，「うまくできていますよ」といったように声をかけ，患者の意欲を高めることが重要である．
　薬物療法については発作時に使用する薬剤（アルプラゾラムなど）について

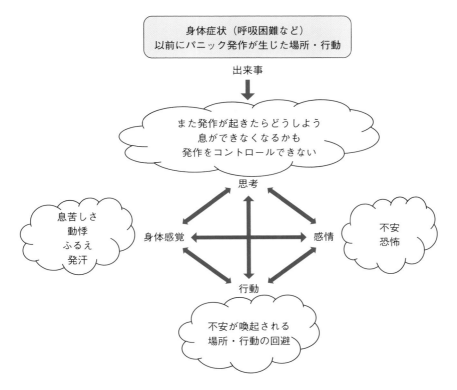

身体症状（呼吸困難など）
以前にパニック発作が生じた場所・行動

出来事

また発作が起きたらどうしよう
息ができなくなるかも
発作をコントロールできない

思考

息苦しさ
動悸
ふるえ
発汗

身体感覚

感情

不安
恐怖

行動

不安が喚起される
場所・行動の回避

図1●パニック症の認知行動モデルと治療

再度説明を行う．また，発作予防の目的で選択的セロトニン再取り込み阻害薬
（SSRI）を開始する．その際，①効果が出るまでに2週間以上かかるため，効
果を感じなくても内服を継続してほしいこと，②開始後1週間〜2週間くらい
に食欲不振・悪心が出ることがあるため吐き気止めを一緒に処方すること，③
食欲不振・悪心は内服を継続しているとだんだんなくなってくるので，食欲不
振・悪心が出てきたら「薬の効果が出てきたな」と思って内服を続けてほしい
こと，を説明しておく．発作時以外にも不安が強い場合には，選択的セロトニ
ン再取り込み阻害薬の効果が出てくるまでの間（通常4週間以内），ロフラゼ
プ酸エチルを併用することがある．

処方例

・エスシタロプラム10 mg　1回1錠　1日1回　夕食後
　※10 mg/dayから開始し，効果不十分の場合は1週間以上の間隔を空けて
　　20 mg/dayまで増量する．

・セルトラリン25 mg 1回1錠　1日1回　夕食後
　※25 mg/dayから開始し，1週間以上の間隔を空けて25 mg/dayずつ増量する．
　　最大量は100 mg/dayである．

・モサプリド5 mg　1回3錠　1日3回　毎食後
　※悪心予防目的に約2週間SSRIと併用

・ロフラゼプ酸エチル1 mg　1回1錠　1日1回　夕食後
　※発作時以外にも不安が強い場合，選択的セロトニン再取り込み阻害薬の効果
　　が出るまで併用

---

3. 心理療法について精神科医・心療内科医・心理職に相談してみよう

　パニック症/パニック発作には認知行動療法をはじめとする心理療法も有効である．病院内にコンサルト可能な心理の専門家がいるようであれば相談してみる．特に薬物療法を希望しない患者においては，治療選択肢として提案しておく．

4. パニック発作を起こしやすい病態に対処しよう

　朝になったらというわけではないが，呼吸困難が起こりやすい病態に対処しておくことも重要である．特に呼吸困難を生じやすい病態への対処が重要である．例えば，低酸素血症に対する酸素投与，悪性胸水に対する胸水穿刺や胸腔ドレナージによる排液，肺水腫に対する利尿薬の投与などが挙げられる．

こんな患者は注意！

・・・★

1．うつ病が合併しているかもしれない可能性を考えておこう

　パニック症／パニック発作にうつ病が合併していることはよくある．気分の落ち込みや意欲の低下，希死念慮などがないかの確認をしよう（「2-2. うつ病」（p.89）参照）．

2．重症のⅡ型呼吸不全の患者に対するベンゾジアゼピン系薬の使用は慎重にしよう

　発作時にはアルプラゾラムといったベンゾジアゼピン系薬が使用されるが，重症のⅡ型呼吸不全の患者（特に重症COPD患者）にベンゾジアゼピン系薬を使用するとCO_2ナルコーシスを起こす可能性がある．動脈血ガス分析で$PaCO_2$が高い（臨床的に60 Torr以上だと要注意）ことがわかっている場合にはベンゾジアゼピン系薬の使用は避け，非薬物療法を主体にしつつ発作予防薬としてSSRIを投与する．

家族への説明・翌日のスタッフへの申し送り

・・・★

1．家族への説明

　パニック発作は患者にとってとても苦痛かつ恐怖を伴う症状であり，その報告を受けた家族も心配になることが多いだろう．そのため家族にも患者への説明と同様に，命に関わる症状ではないこと，誰にでも起こり得る症状であること，治療によって改善できることを説明，保証する．また，自宅で発作が起こった時には落ち着いて頓服薬を準備してあげるなど，家族としての対処方法についても伝えておくとよいだろう．

2．翌日のスタッフへの申し送り

　昨晩に生じた症状がパニック発作であることを申し送っておくことが重要である．そうしておかないと呼吸困難が全面に出るような時に，呼吸困難時の指

示であるモルヒネが使用されるといったことが起こり得る．また，パニック発作時の一般的な対応についても説明しておくことも重要である．パニック発作時に通常最初に対応するであろうスタッフが共感的に接し，頓服の薬剤をすぐに準備し，内服後に呼吸法を優しくペーシングすることで，その発作が「次の発作につながる苦痛な体験」から「スタッフの助けを得つつ発作を乗り越えた体験」に変化し得る．

成功事例

●50歳代男性　肺がん，COPD

積極的な抗がん治療は行わない方針で，自宅でADLが低下してきたためリハビリテーション目的に入院中であった．夜中に突然の呼吸困難，動悸，このまま死んでしまうのではないかという恐怖が出現し，当直医が呼ばれた．SpO_2の低下は認めず，胸部聴診上もwheezeは聴取しなかった．パニック発作と診断し，患者には「しんどいけど，だんだんおさまってきますからね．大丈夫ですよ」と背中をさすりながら声をかけ，腹式呼吸ができるように呼吸のペーシングを行った．また，入院時の動脈血ガス分析で$PaCO_2$は45 Torrと上昇を認めなかったことから，アルプラゾラム0.4 mg 1錠内服してもらったところ，発作は30分ほどでおさまった．落ち着いた段階で患者には「肺のご病気の患者さんにはよく起こる症状ですが，命に関わることはなく，今回のように時間が経つとだんだんおさまってきますよ．先ほど内服してもらった薬はしばらく効果が持続するので安心してください．発作を予防する薬もあるのでまた日中に詳しいお話をできるように申し送りしておきますね」と説明し，その晩は発作なく一晩乗り切ることができた．

参考文献

1）American Psychiatric Association：DSM-5-TR 精神疾患の診断・統計マニュアル，日本精神神経学会（日本語版用語監修），医学書院，東京，2023年
2）五十嵐透子：リラクセーション法の理論と実際　第2版，医歯薬出版，東京，2015年
3）Am J Respir Crit Care Med Vol. 202, P11-P12, 2020

4) 厚生労働省こころの健康科学研究事業「パニック障害の治療法の最適化と治療ガイドラインの策定に関する研究班（主任研究者：熊野宏昭）」竹内龍雄，大野裕，貝谷久宣，越野好文，樋口輝彦

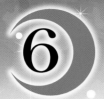

6 アルコール離脱・ウェルニッケ脳症

まず，こう対応する！

1. アルコール離脱によるけいれん

a. 安全な場所を確保し，酸素飽和度のモニターをつけよう！

　断酒後48時間以内に発症するけいれん発作は，1〜2分程度の意識消失と手足をピクピクとこわばらせるけいれん発作（全般性強直間代発作）が典型的である[1]．同時に呼吸停止やチアノーゼ，尿失禁などの自律神経症状を伴うことも多く，発作の間に舌を噛む，あるいは転倒することもある．発作の間はベッドのうえや廊下の端など安全な場所の確保とSpO_2のモニターを行う．

　発作自体は数分で終わるが，何回か発作を繰り返すこともあるため，発作終了後も安全な場所で休ませ，可能であればSpO_2のモニターを続ける．

2. アルコール離脱による不穏・不安

a. 離脱症状の重症度を評価しよう！

　断酒後2～3日後に生じる不安や不穏は離脱症状であることが多い．不安や不穏などの離脱症状は，その重症度で対応が変わる．重症度を評価するために用いられるCIWA-Ar（臨床アルコール離脱評価スケール改訂版：**表1**）[2]を参照し，まずは重症度を評価しよう．10点未満であれば軽症のため経過観察で構わないが，10点以上であれば離脱症状の薬物治療を開始することが推奨される．

　ただ，そもそも夜間によばれるほど強い不穏・不安であれば，CIWA-Arを計算しなくとも明らかに10点以上であるケースがほとんどであるため，相当軽微な症状でない限りは離脱症状に対する薬物治療をはじめた方がよいだろう．

3. ウェルニッケ脳症

a. 意識障害を見たらウェルニッケ脳症を疑おう！[3]

　大酒家が断酒後3日以上経過した後に生じる，軽度の意識障害や不穏はウェルニッケ脳症を疑う．ウェルニッケ脳症は典型的には意識障害と眼球運動障害，失調歩行が3主徴とされるが，実はこの3主徴をすべて満たす例は少ない．軽度の意識障害と栄養失調（アルコール多飲によるもの以外も含む）を認めればウェルニッケ脳症と診断されるという基準もあり，まずは意識障害を見たらウェルニッケ脳症を疑うことが重要である．

　栄養状態について判断する時，日中の血液検査を確認することが役に立つ．平均赤血球容積（MCV）が拡大し，大球性貧血を呈している場合やビタミン低値が認められる場合は，ビタミン欠乏症に陥っている可能性があるためビタミンB_1を中心としたビタミン補充を行うと症状が改善する可能性がある．

　なお，他の意識障害を呈する疾患と鑑別するため脳MRI検査を実施する場合もあるだろう．ウェルニッケ脳症の典型的な所見は，T2強調画像・FLAIR画像における中脳水道周囲，第三脳室周囲，蓋板，乳頭体，視床内側の対称性高信号域（**図1**）であり，これはビタミンB_1欠乏による脳組織の細胞障害性浮腫を反映されたものと考えられている．

表1● CIWA-Ar

点数	悪心嘔吐	振戦	発汗	不安	興奮
0点	なし	なし	なし	なし	なし
1点	嘔吐しない軽い悪心	軽度（指先を触れると感じる）	手のひらが湿っている	軽度	普段よりやや落ち着きない
2点	－	－	－	－	－
3点	－	－	－	－	－
4点	むかつきを伴う間欠的悪心	中等度（上肢の伸展で確認可能）	額に明らかな滴状の発汗	中等度（警戒している）	落ちつきなくそわそわ
5点	－	－	－	－	－
6点	－	－	－	－	－
7点	持続的な悪心頻回な嘔吐	高度（上肢を伸展せず明らか）	全身の大量発汗	高度（パニック状態）	うろうろ歩く絶えず動く

点数	触覚障害	聴覚障害	視覚障害	頭痛頭重感	見当識意識障害
0点	なし	なし	なし	なし	障害なし
1点	ごく軽度のかゆみ，灼熱感等	ごく軽度の耳障りな音	ごく軽度の光過敏	ごく軽度	日付や場所，人があいまい
2点	軽度のかゆみ，灼熱感等	軽度の耳障りな音	軽度の光過敏	軽度	日付の2日以上の間違い
3点	中等度のかゆみ，灼熱感等	中等度の耳障りな音	中等度の光過敏	中等度	日付の3日以上の間違い
4点	やや重度の体感幻覚	やや重度の幻聴	やや重度の幻視	やや重度	場所や人の見当識障害
5点	重度の体感幻覚	重度の幻聴	重度の幻視	重度	－
6点	非常に重度の体感幻覚	非常に重度の幻聴	非常に重度の幻視	非常に重度	－
7点	持続性の体感幻覚	持続性の幻聴	持続性の幻視	極めて重度	－

[Sullivan JT, et al：Assessment of alcohol withdrawal：the revised clinical institute withdrawal assessment for alcohol scale（CIWA-Ar）. Br J Addict **84**：1353-1357, 1989 を基に筆者作成]

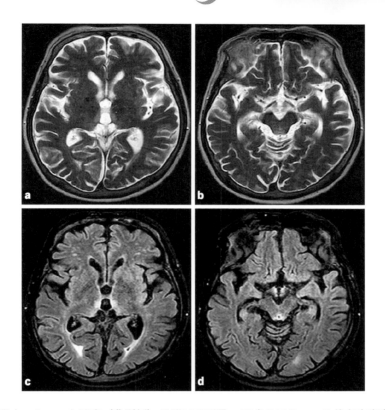

図1●ウェルニッケ脳症（典型例）の脳MRI所見．55歳のアルコール依存症患者が，2日前から錯乱，運動失調，眼振を呈した

a，b：T2強調画像における中脳水道周囲，第三脳室周囲，蓋板，乳頭体，視床内側の対称性高信号域

c，d：FLAIR画像における同領域の高信号域

［Ota Y, et al：Comprehensive review of Wernicke encephalopathy：pathophysiology, clinical symptoms and imaging findings. Jpn J Radiol **38**：814, 2020 より許諾を得て転載］

夜はここまでやっておく！

1．アルコール離脱によるけいれん

a．発作が落ち着いたら，原因に対応しよう！

　電解質異常が隠れていることもあるため，日中の血液検査データを確認する

か，あるいは可能であればNaやK，Cl，Mgを含む血液検査を行い，必要があれば電解質の補正も検討する．

　発作を繰り返さないために，ベンゾジアゼピン系薬剤（ジアゼパム，ロラゼパム）の投与や抗てんかん薬の投与も有効である．

夜間の処方例

〈内服できる時〉
- ジアゼパム5 mg　1錠内服

〈内服できない時〉
- ジアゼパム10 mg　1 A筋肉注射
- ジアゼパム坐剤10 mg　1個直腸内に挿入
　※腎障害や心機能低下，高齢者の場合は下記の項目も参照し減量を検討する

〈肝障害のある時〉
- ロラゼパム1 mg　1錠内服
　※ロラゼパムは大部分がグルクロン酸抱合されCYPに関係しないため，肝障害でも使用しやすい

〈腎障害のある時〉
- ジアゼパム2 mg　1錠内服
　※腎機能低下とともに活性代謝物の蓄積や排泄遅延が生じ得るため少量からの開始が望ましい

〈心機能低下のある時〉
- ジアゼパム2 mg　0.5錠内服
　※ベンゾジアゼピン系薬剤は心不全の症状を増悪させる可能性があるため，リスクとベネフィットを勘案したうえで，ごく少量から開始する

〈高齢者〉
- ロラゼパム0.5 mg　1錠内服
　※作用時間の長い薬剤は過鎮静を生じやすいため作用時間の短い薬剤を少量から開始する．転倒や呼吸抑制の可能性もあるため，内服後はこまめに観察することが望ましい

---

2. アルコール離脱による不穏・不安

a. 重症度を評価したら，薬物治療を始めよう！

ⅰ. 幻覚や妄想を認めない時
　ベンゾジアゼピン系薬剤による離脱症状への対応がメインになる．

夜間の処方例

基本的にはアルコール離脱によるけいれんと同様だが，不安時には頓用として以下のとおり追加が可能である．

〈内服できる時〉
・2時間以上空けてジアゼパム5mg　1錠内服
・2時間以上空けてロラゼパム0.5mg　1錠内服

〈腎障害のある時〉
・3時間以上空けてジアゼパム2mg　1錠内服

〈心機能低下のある時〉
・3時間以上空けてジアゼパム2mg　0.5錠内服

〈高齢者〉
・2時間以上空けてロラゼパム0.5mg　1錠内服

ⅱ．幻覚や妄想を認める時

抗精神病薬による対症療法も行う（適応外使用p.107参照）．

夜間の処方例

〈内服できる時〉
・リスペリドン0.5～1mg　1錠内服
　（＋不穏時頓用 0.5～1mg　1錠2時間以上空けて追加可）

〈内服できない時〉
・ハロペリドール5mg/1mL　0.1～0.5mL（1/10～1/2 A）筋肉注射
　（生食に混ぜ静脈内注射も可能だが，その際にはQT延長に注意を要するため心電図モニター装着する）
　※1：肝障害のある時は血中濃度が上昇する可能性があるため特に少量での投与が望ましい
　※2：重度の心不全では投与禁忌である

〈肝障害のある時〉
・リスペリドン0.5mg　1錠内服（＋不穏時頓用 0.5mg　1錠 2時間以上空けて追加可）

〈腎障害・心機能低下のある時，高齢者〉
・ペロスピロン4mg　1錠内服（＋不穏時頓用 4mg　1錠 2時間以上空けて追加可）

---

b. 薬以外にも介入できることはないか，確認しよう！

　不穏の背景に脱水が隠れていることもあるため，少なくとも3L/日の水分摂取を確保できるように飲水を促すか点滴を検討する．ただし溢水にならないよう，患者の状態が落ち着くまで脈拍数と血圧を30分おきに測定することが望ましい．

　他に感染や低血糖，電解質異常が背景に隠れていることもある．日中の血液検査データを確認するか，可能であれば血糖測定やNa・K・Cl・Mg，血算・CRPを含む血液検査を行い，介入できる原因があれば介入する．なお，低血糖でグルコース投与する際にはウェルニッケ脳症（後述）に注意を要するため，可能であればビタミンB_1（フルスルチアミン）も同時に投与することが望ましい．

　状況が許せば個室に移動し薄明りをつけ，ナースコールを手の届きやすい場所に置いたうえで，ハサミなどの危険物は身の回りから取り除く．普段から眼鏡や補聴器を使っている患者には，いったん眼鏡や補聴器をつけてもらう．スタッフは患者が落ち着くまで夜間であることや入院中であることを会話の中でさり気なく伝えることも非薬物療法として重要である．

3. ウェルニッケ脳症

a. ビタミンB_1（フルスルチアミン）補充をはじめよう！

　ウェルニッケ脳症にビタミンB_1補充をすべきであることは事実だが，どの程度のビタミンB_1を補充すべきかという推奨量はガイドラインにより異なる．ただし，最低でも1日500mg以上を投与すべきであると報告されている．ビタミンB_1の消化管からの最大吸収量には上限があり，静脈内注射を行う必要がある．

夜間の処方例

- フルスルチアミン100mg/20mL　40〜100mL（2〜5A）　30分以上かけて静脈内注射
  - ※1：肝障害や腎障害・心機能低下・高齢者でも特に減量する必要はない
  - ※2：ただし透析患者の場合，投与量は少なめとする必要がある

専門科へのコンサルトはこうする！

・・・・・・・・・・・・・・・・・・・・・・・・・・・・・・・・・・・・・・・★

1. けいれんがおさまらない時[4]

a. 5分以上けいれんがおさまらない時は，助けをよぼう！

　アルコール離脱によるけいれんを繰り返し，おさまらないこともある．けいれん発作が5分以上持続する場合はけいれん重積状態と判断し，心電図と酸素飽和度のモニターを装着したうえで集中治療の適応も念頭に治療を継続する．けいれん発作が30分以上持続すると脳に長期的な後遺症を残す可能性があることから，できるだけ速やかに対応する．

b. 院内救急や救急科，麻酔科へのコンサルト法

　まずは，院内救急コールがあれば電話をかけ応援を要請する．院内救急コールがない施設は救急科や麻酔科など人工呼吸器管理を行う診療科へ応援を要請する．要請時には，けいれん重積状態であり挿管管理を要する可能性があることと，要請時点で異常を示したバイタルサインがあれば簡潔に伝える．応援が到着するまでも，病棟にいるスタッフを集め救急カートを持ってきてもらう．

c. 応援が到着するまで，こう対応しよう！

　嘔吐がなければ仰向けで薄い枕を頭の下に入れ頸部を後屈されるスニッフィングポジションを取り気道を確保する．嘔吐がある場合は，適宜側臥位へ変更し窒息しないよう注意する．SpO_2が低下した際は酸素投与を行い，自発呼吸が弱い際はバッグバルブマスクで補助換気を行う．自発呼吸が停止した場合はためらわずに気管挿管を行うが，手技に熟達していないと食道挿管などの危険性もあるため十分に注意する．静脈路が確保できれば，ジアゼパム10 mg 1 Aを希釈せずに注射する（ジアゼパムは生理食塩水・ブドウ糖で混濁する）．無効であれば，5〜10分後にジアゼパム10 mg 1 Aをもう一度追加する．

2. 原因への介入や治療をしても不穏がおさまらない時

a. 興奮が著しく病棟のスタッフでは対応できない時は，精神科や心療内科から助けをよぼう！

　興奮が著しいと病棟のスタッフだけでは対応が難しい時もある．院内に精神

科の当直やオンコール医師がいる場合は，電話をかけ応援を要請する．要請時には，アルコール離脱症状があり興奮が著しいことを簡潔に伝える．応援が到着するまでは病棟にいるスタッフを集め人員を確保し，医療スタッフ自身の安全確保に努める．興奮を和らげるための方法は「こんな患者は注意！」（p.147）も参照されたい．

b. 院内に精神科がない時，他の病棟から助けをよぼう！

院内に精神科がない状況であれば，夜勤師長にも相談したうえで他の病棟から応援のスタッフを呼び人員を確保する．興奮が著しいが入院を継続する必要がある場合，行動制限をはじめざるを得ない場合もあるだろう．行動制限をする際には（おそらく入院時に家族へ行動制限の説明と同意を取得している場合が多いと思われるが）もし行われていない場合は家族へ電話連絡する．患者の病状と，現在興奮が著しく安全確保が難しいこと，行動制限の必要があることを説明したうえで，家族より行動制限の同意を取得する．なお，行動制限については「note. 身体科病棟での身体拘束」（p.116）も後で確認しておこう．

朝になったらこれをする！

1. アルコール離脱によるけいれん

a. 夜間に血液検査をしていない時，朝になったら検査をしよう！

夜間にけいれんの背景に隠れている可能性がある電解質異常について検査されていればよいが，夜間の血液検査が難しい状況であれば，朝になったらNaやK，Cl，Mgを含む血液検査を行うべきである．検査の結果，必要があれば適宜補正を行う．

b. 離脱予防を続けよう！

すでに夜間に一度はベンゾジアゼピン系薬剤（ロラゼパムかジアゼパム）の投与が行われているが，けいれんの再発を予防するために1〜2週間はベンゾジアゼピン系薬剤を続けることが望ましい．ベンゾジアゼピン系薬剤の用量は中止に向けて緩徐に減量していく必要があるため，**表2**に処方例を示す．

表2●離脱予防に用いられる薬剤の漸減例

	軽症	中等症	重症	肝障害がある場合
day1	ジアゼパム 10 mg/day	ジアゼパム 15 mg/day	ジアゼパム 20 mg/day	ロラゼパム 4 mg/day
day2	ジアゼパム 10 mg/day	ジアゼパム 15 mg/day	ジアゼパム 20 mg/day	ロラゼパム 4 mg/day
day3	ジアゼパム 5 mg/day	ジアゼパム 10 mg/day	ジアゼパム 15 mg/day	ロラゼパム 3 mg/day
day4	ジアゼパム 5 mg/day	ジアゼパム 10 mg/day	ジアゼパム 15 mg/day	ロラゼパム 3 mg/day
day5	ジアゼパム 2 mg/day	ジアゼパム 5 mg/day	ジアゼパム 10 mg/day	ロラゼパム 2 mg/day
day6	ジアゼパム 2 mg/day	ジアゼパム 5 mg/day	ジアゼパム 10 mg/day	ロラゼパム 2 mg/day
day7	中止	ジアゼパム 2 mg/day	ジアゼパム 5 mg/day	ロラゼパム 1 mg/day
day8		ジアゼパム 2 mg/day	ジアゼパム 5 mg/day	ロラゼパム 1 mg/day
day9		中止	ジアゼパム 2 mg/day	ロラゼパム 0.5 mg/day
day10			ジアゼパム 2 mg/day	ロラゼパム 0.5 mg/day
day11			中止	中止

2. アルコール離脱による不穏・不安

a. 朝になったらまた重症度と幻覚・妄想の評価をしよう！

　朝になったら夜間よりゆっくりと患者の状態を評価できるだろう．「a. 離脱症状の重症度を評価しよう！」で出てきたCIWA-Ar（p.138）を参考に，重症度がどの程度か評価し症状が改善しているか確認しよう．もし夜間に薬物治療をはじめたにもかかわらず重症の症状が持続する場合，アルコール離脱に伴う精神症状以外の精神疾患が合併している可能性も否定できないため，院内にあれば精神科や心療内科へのコンサルテーションを検討する．コンサルテーションの際には，患者へ病状が心配であることを伝え専門家へつなぐことを説明す

るとよいだろう.

b.　離脱予防を続けよう！

　すでに夜間に一度はベンゾジアゼピン系薬剤（ロラゼパムかジアゼパム）の投与が行われているが，不穏・不安の症状の再発を予防するために1〜2週間はベンゾジアゼピン系薬剤を続けることが望ましい．漸減法については**表2**を参照されたい.

3.　ウェルニッケ脳症

a.　脳MRI検査を検討しよう！

　夜間に脳MRI検査を実施できる施設であればよいが，設備や人員の関係で夜間に脳MRI検査の実施が難しい施設も多いだろう．飲酒者の意識障害にはウェルニッケ脳症だけでなく，頭部打撲に伴う慢性硬膜下血腫など他の病態が隠れている可能性もある．夜間の対応には限界があるため，まずは軽度の意識障害を見たらウェルニッケ脳症を疑うことが重要だが，その一方でウェルニッケ脳症だと決めつけ過ぎないことも大切である.

b.　ビタミンB$_1$（フルスルチアミン）補充を続けよう！

　脳MRI検査を実施できるまでに時間がかかる場合や，脳MRI検査からウェルニッケ脳症と判断できた場合は，継続してビタミンB$_1$補充を行おう．夜間の対応でも述べたとおり，最低でも1日500 mg以上を投与すべきであると報告されており，またビタミンB$_1$の消化管からの最大吸収量には上限があるため静脈内注射を継続する.

処方例

・フルスルチアミン100 mg/20 mL　40〜100 mL（2〜5 A）30分以上かけて
　静脈内注射1日3回

こんな患者は注意！

1. 暴言や暴力がひどい時は，患者との間に距離と時間をとろう！[5]

　興奮や不安が非常に強い場合，医療スタッフに対する暴言や暴力が生じることもある．「note. 患者・家族からの圧力・暴言・暴力への対応」（p.150）も参照していただきたいが，暴言や暴力がひどい時は，まずは患者との間に1.5 m以上の距離を確保し医療スタッフ自身の安全を確保する．身の回りの物を投げる場合は身の回りにあるものを棚の中へ片付け，投げる物がない環境に整える．

　患者の興奮を鎮めるために「もう夜遅い時間ですし，いったん休みましょう」などと伝えた後に患者の部屋を離れ，感情がクールダウンするのを待つタイムアウト法も有用である．

2. もし患者が妊婦さんだったら，よく相談してから薬物治療をはじめよう！

　妊娠中の患者がアルコール関連の症状を起こした場合であっても，まずは症状に対応し回復を待つことが重要である．薬物治療として既出のとおりベンゾジアゼピン系薬剤や抗精神病薬，ビタミン補充が使用されるが，妊娠中に禁忌である薬剤はハロペリドールのみである．もちろん他剤もリスクがまったくないわけではないが，症状を軽減するメリットと症状が持続した場合のデメリットを天秤にかけ，患者や家族と相談したうえで薬物治療を検討する．

　症状の改善した後にはアルコールが胎児に与える影響（胎児性アルコール症候群：具体的には知的能力障害や発育障害）について患者と共有することが重要である．日本では妊娠中の女性の飲酒率は減少傾向であるとされているが，妊娠中も4.3％の女性が飲酒しているという統計もある．

家族への説明・翌日のスタッフへの申し送り

1. 家族への説明

　家族もはじめて症状が出現した際には戸惑うことも多いだろう．家族へは，

飲酒習慣がある患者が入院や身体的な不調で突然飲酒できなくなった時に，離脱症状といって身体からアルコールが抜けることでさまざまな身体面や精神面の症状を呈することがあることを説明する．

アルコール離脱症状を呈する程度に飲酒習慣があった患者に対して，家族はさまざまな思いを抱いていることが多い．例えば家族が酩酊時に暴力や暴言を受けていたり，飲酒の影響で経済的に厳しい状況に置かれていたりする時に，患者と関わりたくないなどのネガティブな感情を抱いている家族もいる．地域の精神保健福祉センターでは，アルコール依存症患者の家族に対するサポートを行っているところも多く，そのような社会資源を紹介することも有用である．

2. 翌日のスタッフへの申し送り

医療従事者がアルコール依存症患者に対する時に「自業自得」，「気持ちが弱いからだ」とネガティブな気持ちを抱くことも少なくないだろう．しかし，アルコール依存症はアルコール使用を自らコントロールすることが困難になる精神疾患であり，医療従事者は患者へ適切な治療を勧めることが必要である．アルコール依存症の背景には幼少期の逆境体験や脳機能異常が存在する可能性が示唆されていることもあり，興奮したりすることなく穏やかな気持ちで治療を対応できるとよいだろう．

成功事例

●50歳代男性 食道がん

食道がんの手術のため2日前から入院し穏やかに過ごしていたが，夜間に突然強い不安を訴え廊下を歩き回る行動が見られるようになり当直医がよばれた．診察すると全身の発汗が見られ手指の振戦も明らかであった．カルテを確認したところ，大量の飲酒習慣があったことが確認できた．最新の検査所見を確認したが異常を認めずアルコール離脱症状を疑い，薬物療法の開始を検討した．幻覚や妄想は認められず，ジアゼパム5mgを処方しナースステーションで内服してもらった．内服後もスタッフが付き添い，落ち着くまで夜間であることや入院中であることを繰り返し，さり気なく伝えた．この間，患者の病床について検討したが，残念ながら個室に空きがなかったため，患者のベッド周囲にあったハサミなどの危険物を片付け

てナースコールを手が届きやすい場所に設置した．この準備をしている間に徐々に患者は落ち着きを取り戻し，うとうとしはじめたため，患者に付き添いベッドまで戻って休んでもらった．念のため不穏時指示としてジアゼパム5mg1錠の頓用指示を出したが，その後患者は途中で起きることなく朝まで休み無事に当直を乗り切った．

参考文献

1) Day E, Daly C：Clinical management of the alcohol withdrawal syndrome. Addiction **117**：804-814, 2022

2) Sullivan JT, et al：Assessment of alcohol withdrawal：the revised clinical institute withdrawal assessment for alcohol scale（CIWA-Ar）. Br J Addict **84**：1353-1357, 1989

3) Ota Y , et al：Comprehensive review of Wernicke encephalopathy：pathophysiology, clinical symptoms and imaging findings. Jpn J Radiol **38**：809-820, 2020

4) 日本神経学会（監），「てんかん診療ガイドライン」作成委員会（編）：てんかん診療ガイドライン2018, 医学書院, 東京, 2018年

5) 下里誠二（編著）：最新CVPPPトレーニングマニュアル—医療職による包括的暴力防止プログラムの理論と実践, 日本こころの安全とケア学会（監），中央法規, 東京, 2019年

note

患者・家族からの圧力・暴言・暴力への対応

①「理解はするが容認しない」が原則

1）患者・家族の言動を理解する

圧力・暴言・暴力を向けられると，本当はそうでなくても，自分に落ち度がある
と感じさせられてしまうことが少なくない．以下のような「理解」を通じて自分
の気持ちを整えよう．

- ●「誰に対してもそのような言動をとる人で，今回，たまたま自分がそこに居合
  わせただけだ」
- ●「暴言・暴力をしてしまうほど，この人は，つらく苦しい思いなのだろう」
- ●「困りごとをうまく伝えるスキルをもっていないために，暴言・暴力の形で表
  現するしかないのだろう．背景にあるつらさや困りごとはなんだろう？」

2）背景要因に対応する

暴言・暴力の背景要因で改善できることがないかを検討する．意識障害，薬物の
影響，患者を不快にさせている環境や医療行為，などが含まれる．

3）圧力・暴言・暴力の中止を依頼する

「理解」はしても，「許容」はしない．当該の患者・家族の言動が，病院職員に
は，圧力・暴言・暴力と感じられている旨を伝える（そのことに気づいていない
患者家族も少なくない）．

- ●「誰かにぶつけたいくらいのつらい状況だと理解していますが，そのような行
  動をとられると，私たち病院職員は萎縮してしまい，本来の医療を（ケアを）
  提供する力が損なわれてしまいます」
- ●「それは〇〇さんにとっても望ましいことではないと思いますので，ご理解と
  ご協力をお願いいたします」

②個人ではなく組織として対応する

1）チームを結成する

個々の医療者ではなく病院組織として対応を行う．対応方針はチームで決定し，
必要に応じて院内の管理部門に相談しよう．仮にあなたが当直医として対応する
場合も，"あなたの言葉"は，"主治医の言葉"や"病院長の言葉"と同等である，
という認識で，自信をもって対応しよう．

2）複数人で対応する

圧力や暴言のリスクがある人には複数人で対応する．第三者の目があることが，
患者・家族の心理的抑止力になる．また，医療者が個人でなく，組織として対応

していることを印象づける意味もある．できれば管理的な立場の人が立ち会うことが効果的である．日中ならば診療部長や病棟医長など，夜間ならば，当直師長，事務当直などがよい．

暴言・暴力のリスクがかなり高い患者には，できるだけ多くの人数で臨む．当該病棟のスタッフや，当直師長の他，他病棟のスタッフ，警備員などが想定される．

③ハード面の準備

1）病院の対応方針の明確化

暴言・暴力に関する，明示された病院の指針を明示して対応する．ホームページ，院内掲示，入院案内などに記載された関連事項を示しながら，「〇〇にご案内しているとおり，〇〇といった行為はお控えください」などと説明する．

2）録音・録画

面談や診察の録音・録画は，（そうしていることを患者・家族に明示すること自体が）暴力的な言動への抑止力になる．また，病院管理部や病院顧問弁護士に報告する場合に客観的な資料となる．

④病院組織の体制の理解

病院組織として，日ごろから，暴言・暴力への対策を準備しておくことが大切である．セキュリティ・システム（警報器，防犯カメラ，録画・録音可能な装置など）の設置，警備員や警察OB職員の配置，緊急時の人員招集の仕組み（ホワイトコール），暴力排除の方針の掲示（掲示板，入院/病院案内，ホームページなど），訪問者・面会時間の制限，などである．

医療者個々人としては，そういった病院内の仕組みを頭に入れておくとよいだろう．

⑤いわゆる応召義務との兼ね合い

「診察治療の求めがあった場合には，正当な事由がなければこれを拒んではならない」といういわゆる応招義務（医師法第19条第1項）に関連して，「診療の求めに応じないことが正当化される場合」に関する通達が2019年に厚生労働省から発出されている[a]．その一つに，「患者と医療機関・医師・歯科医師の信頼関係が損なわれている場合」が挙げられており，「診療・療養等において生じたまたは生じている迷惑行為の態様に照らし，診療の基礎となる信頼関係が喪失している場合（診療内容そのものと関係ないクレームなどを繰り返し続けるなど）には，新たな診療を行わないことが正当化される」とされている．ただし，診察を

行わないことが正当化されるのは，緊急の病状でないことが必須である．また，医学的に入院の継続が必要ない場合には通院治療等で対応すれば足りるため，退院させることが正当化される．医療機関相互の機能分化・連携を踏まえ，地域全体で患者ごとに適正な医療を提供する観点から，病状に応じて大学病院などの高度な医療機関から地域の医療機関を紹介，転院を依頼・実施することなども原則として正当化される．

⑥セルフケア

圧力・暴言・暴力への対応は心身を疲弊させるものである．ご自身を十分に癒すことを忘れないでおこう．具体的には「note．当直で心が折れそうになったら…（医療従事者のセルフケア）」（p.190）もご参照いただきたい．

a) 厚生労働省：応招義務をはじめとした診察治療の求めに対する適切な対応の在り方等について（医政発1225第4号 令和元年12月25日）2019

7 痛み

\対応のPOINT/

夜間に悪化する痛みに安全に対応できるようになろう！
- 日中の検査データから痛みの原因を探ろう.
- 今までにない痛みの場合は「新規病変」の可能性を考えよう.
- 緊急性のある疾患の可能性も忘れずに考えよう.

オピオイドを正しく使えるようになろう！
- レスキューが正しく使われているか確認しよう.
- オピオイドにより痛みが悪化していないか確認しよう.

せん妄の可能性を忘れないようにしよう！
- 全身状態や入院環境によりせん妄は生じやすい状態にあることは忘れないようにしよう.

まず，こう対応する！

1．痛みの原因を探る

a．痛みが今までと同部位に生じていた場合

　がん疼痛の場合，痛みをパターンで分類した時，①1日12時間以上持続する痛みを〈持続痛〉，②持続痛の強さは軽度であるにもかかわらず発生する一過性の痛みを〈突出痛〉と分類する（**図1**）．夜間に問題となるのは，ほとんどが突出痛の増悪と考えられる．原則として，突出痛は持続痛の悪化と考えられるので，突出痛は持続痛と同部位に痛みを訴える．日中の記録や病棟看護師の話から，日中と同部位の痛みの悪化であれば，突出痛の対応を考えよう.

b．痛みが今までと違う部位に生じていた場合

　日中の記録や病棟看護師の話から，日中と同部位の痛みの悪化でない場合は，①痛みを訴える部位に病巣はないか，②非がん由来の痛みではないか，と鑑別を進める.

153

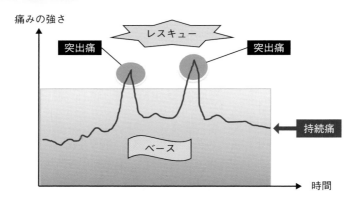

図1●持続痛と突出痛

①の場合は，直近のCT検査結果などから，転移性骨腫瘍（病的骨折）がないか，転移性肝腫瘍やリンパ節転移がないかを確認する．同病巣による痛みと考えられる場合は，前述の突出痛と同様に対応する．

②の場合の対応は少し経験が必要となる．頻度が高いのが，廃用性の痛みや，帯状疱疹，従来の併存疾患（椎間板ヘルニアなど）である．これらはあまり焦らずに対応可能である．注意すべきは，急性冠症候群や消化管穿孔などの，緊急性のある疾患である．「がん患者」というフィルターがかかることにより，救急外来ならば鑑別に挙げられる疾患が「がん疼痛」と一括りになり，対応が遅れることは避けなければならない．

2．オピオイドの適正使用

a．オピオイドが正しく処方されているか確認しよう

不慣れな臨床医の場合，ベースは処方されていてもレスキューが処方（設定）されていなかったり，レスキュー量が明らかに不足している場合がある．オピオイドが正しく処方されているか，特にレスキューが正しく設定されているかは忘れずに確認しよう．

b．レスキューの効果発現時間

患者が実際にレスキューの効果を実感するのは20 ～ 30分後である（注射薬

の場合は数分〜10分程度）（1-5の表1. 鎮痛薬の効果発現・持続時間の目安，p.56参照）. 夜間にレスキュー回数が増加した時，効果発現時間を過ぎても痛みを訴える場合は，レスキューが不足している可能性が高い. 逆に，効果発現時間より前に効果を感じる場合は，レスキュー使用で安心感を得ているだけのことがある.

c. オピオイドによる痛みの悪化？

　患者に「痛いです」といわれて，盲目的にレスキューを使用していないだろうか？　せん妄により痛みを感じやすくなっている場合，レスキューを使用➡せん妄が悪化➡痛みを感じやすくなる➡レスキュー使用…という悪循環に陥りかねない. せん妄は日内変動があり，一般的には夜間に悪化することが多い. 日中にほとんどレスキューを使用していないのに，夜間にのみレスキュー量が増えている場合は，せん妄の可能性を考え，オピオイドの使用は慎重になるべきである.

3. せん妄の可能性を常に忘れない

a. せん妄の有病率は高い

　がん患者のせん妄の有病率は高く，一般病棟で10〜30%[1]，臨死期には88%[2]にも達するといわれる. せん妄の一症状として知覚障害や情動障害があり，日中は落ち着いていた，または認めなかったような痛みを，夜間になると強く訴えることがある. また，痛みはせん妄の促進因子でもあるため，痛みそのものがさらにせん妄を悪化させる可能性もある. したがって，痛みの緩和とせん妄治療は切っても切れない関係にある.

b. オピオイドはせん妄の原因となることが多い

　せん妄の直接的な引き金となる因子として，薬剤が原因となることは比較的

TOPICS

オピオイドがせん妄の因子となっていることを見抜けずに，安易にベースアップを行うことは火に油をそそぐような対応である. 特に夜間で，せん妄が完全に否定できない場合は，安易にオピオイドは使用/調整すべきではない.

表1●薬剤性せん妄の原因

原因薬剤	頻度
オピオイド	54%
ベンゾジアゼピン系薬剤	24%
コルチコステロイド	21%
H₁受容体拮抗薬	19%
抗てんかん薬	6%
抗コリン薬	6%
抗ヒスタミン薬	4%

[Tuma R, et al：Altered mental status in patients with cancer. Arch Neurol **57**：1727-1731, 2000 より引用]

多い．その中でもオピオイドは原因として最多である（**表1**）[3]．

夜はここまでやっておく！

1．緊急性に応じて対応しよう！

　突出痛の悪化であれば，レスキューの使用を促す．夜間は不安の影響で痛みを感じやすくなっている患者も多いので，必要であれば患者に痛みの原因を伝え，レスキューで対応できる見込みであることを伝えると安心させることもできる．

　緊急性のない非がん疼痛の場合，レスキューの使用は効果がなく，前述のようにせん妄を惹起する可能性もあるので，病棟看護師と「レスキュー使用を避ける」という共通認識をもつ．そのうえで，廃用性の痛みの場合はマッサージや湿布，帯状疱疹であれば抗ウイルス薬，従来の併存疾患であれば，それぞれの対症療法薬を処方する．

　急性冠症候群や消化管穿孔などの，緊急性のある疾患が疑われる場合では，バイタルサインのモニターを開始し，心電図検査やCT検査などを行い，診断をつけ，当該科へのコンサルトへの準備を進める．

2．オピオイドの処方内容を見直そう！

「ベース」に対して「レスキュー」が適切な量を処方されていない場合，レス

キュー量の再設定を行う．夜間は医療麻薬の調剤に時間がかかることも多いので，オキシコドン速放製剤5mgであれば，2.5mg×2包内服にするなど，柔軟に対応する．オピオイド注を使用している場合は，レスキューとして1時間量を早送りする指示が出ているか確認する．まれに，以前の流量の1時間量早送りのまま指示が変わっていないこともあるので，注意が必要である．

　患者にレスキューの効果発現時間を尋ねることも対応のヒントになることが多い．レスキューが効果発現時間の前に効く患者の場合は，ケミカルコーピング（鎮痛以外の心理的利益を得るために不適切に薬物摂取をすること）の可能性があるが，せん妄ではない場合は，その日の夜に対応を急ぐ必要はない．病棟看護師とケミカルコーピングの可能性を共有しつつ，翌日の日中に対応を考える方向でよいだろう．レスキューの効果発現時間を過ぎても痛みを訴える場合は，偽依存症（痛みの治療が不十分なことに起因するオピオイドの増量欲求）の可能性を考慮し，レスキューの増量を考える．前述のように，日中のレスキューを2包内服するなどの柔軟な対応を行う．

　レスキュー使用後に，効果がまったくない，または痛みが悪化する場合は，せん妄の可能性を積極的に考える．後述するせん妄の対応に加えて，オピオイドのレスキューの使用を避け，アセトアミノフェンやNSAIDs（non-steroidal antiinflammatory drugs）の使用を考える．

3. オピオイドの安易な使用は避け，夜間に眠れることを目標に定めよう！

　レスキュー（オピオイド）を使用➡せん妄が悪化➡痛みを感じやすくなる➡レスキュー使用…という悪循環を断ち切り，夜間の安眠を確保し，翌日以降の原因治療につなげることが夜間の最大のミッションである．幻覚や妄想などの過活動型せん妄を疑う場合は抗精神病薬の使用を（適応外使用p.107参照），幻覚や妄想を認めない低活動型せん妄の場合は，オレキシン受容体拮抗薬や鎮静系抗うつ薬を用いる．また，オピオイドのレスキューの使用を避け，アセトアミノフェンやNSAIDsの使用を準備しておくことで，夜勤看護師が対応の手が増えて困らないようにしておく．処方例は「2-3．せん妄」（p.106）を参照されたい．

専門科へのコンサルトはこうする！ ★

1．痛みが治まらない時

　可能性は低くても，急性冠症候群や消化管穿孔などの緊急性のある疾患の検査を行うべきである．もしそれらの診断がつけば，外科や循環器内科などの当該科へコンサルトを行う．これらの緊急性のある疾患が否定的であれば，緩和ケアの当番医に連絡して，対応のアドバイスを求めることを勧める．不穏が強い時は，以下の対応を優先して行う．

2．不穏が強い時

　まずは「2-3．せん妄」（p.106）の処方により，初期対応を行う．それでも対応が難しい場合は，精神科の当番医に連絡してアドバイスを求める．原則として，患者の対応は病棟にいるスタッフを集めて複数名で行う．医療スタッフ自身の安全確保が難しい場合は，一時的な行動制限を行う．

朝になったらこれをする！ ★

1．痛みの原因を探る：夜間に行えなかった画像検査を行う

　痛みが今までの部位と違う部位に生じており，これまでの画像検査で明らかではない場合は，必要に応じてCT検査，MRI検査，超音波検査を行う．また，改めて身体診察を行い，画像所見と痛みの部位が一致しているかを確認する．痛みの原因の診断には，デルマトームやヴィセロトームが有効である（**図2**）．痛みの診断が難しい場合は，院内の緩和ケアチームに相談するのも検討する．

2．オピオイドの適正使用

a．オピオイドの処方内容を見直す

　夜間の対応が有効であった場合，以降もその対応が適切かを検討する．画像検査を行った場合，ベースアップが妥当なのか，レスキュー量増量が妥当なのか，またはNSAIDsなどの非オピオイドや鎮痛補助薬の使用が適切なのかを考

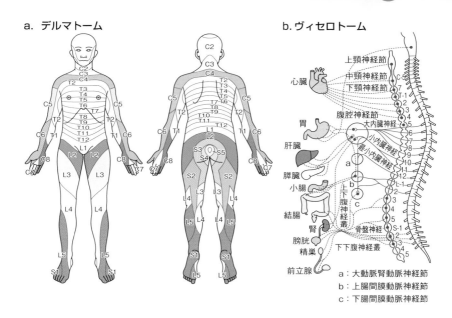

a. デルマトーム　　　　　　　　b. ヴィセロトーム

a：大動脈腎動脈神経節
b：上腸間膜動脈神経節
c：下腸間膜動脈神経節

図2●デルマトームとヴィセロトーム

える.

b. 非薬物療法の併用を考える

　前述のようなケミカルコーピングを認める場合は，なぜそのようなコーピングにいたるのかを考える．心理社会的な側面も含めて，支持的精神療法でよいのか，教育的介入が必要なのかを病棟スタッフを交えて検討する．必要に応じて，リエゾンチームに相談してもよいだろう．また，ケミカルコーピングまではいかなくても，不安のために痛みを強く感じる患者も少なからずいる．夕方〜夜にかけて患者にどのように接していくかを，病棟カンファレンスでとり上げるのもよいだろう.

　痛みの対応は，薬物療法単独ではうまくいかない場合もある．画像検査の結果，骨転移であれば放射線照射，膵臓がんの腹腔神経叢浸潤であれば腹腔神経叢ブロック，椎体病的骨折であれば経皮的椎体形成術などを考える.

　就寝時の工夫も看護師と話し合えるとよい．椎体病的骨折を有する患者の場

合，患者ごとの適切なベッドの角度の調整を行ったり（フラットではないは
ず），夜間もコルセット着用を考える．後腹膜に病巣がある患者の場合，仰臥
位ではなく，少しベッドを起こすなど，ベッドの角度で対応できる場合もある．
悪性腸腰筋症候群の患者では，股関節屈曲位が楽な姿勢なので，クッションな
どを用いて安楽な体制を保てるようにサポートする．廃用性の痛みを訴える患
者には，就寝前のマッサージや体操，エアマットの導入を考える．

3. せん妄の可能性を常に忘れない

a. オピオイドスイッチングを検討しよう！

　「2-3. せん妄」（p.102）を参照のうえ，せん妄の原因を探索し，オピオイド
が原因と考えられる場合は，換算表に基づいて（**図3**），オピオイドスイッチ
ングを行う．せん妄が理由のオピオイドスイッチングでは，換算比よりもさら
に50％程度減量することが一般的である．どのオピオイドにスイッチングす
べきかの結論は出ていないが，モルヒネは代謝産物のM6Gに中枢神経毒性が
あり，せん妄を惹起しやすい．モルヒネ以外へのオピオイドスイッチングが現

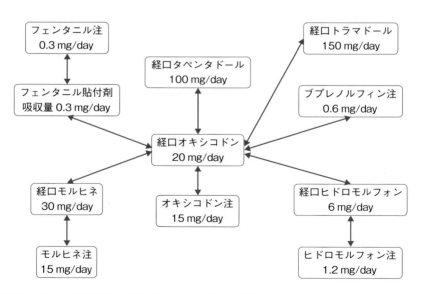

図3●オピオイド換算表に基づくローテーション図

時点では，ゴールドスタンダードといえよう．

こんな患者は注意！··★

1. せん妄の準備因子を有する患者

　高齢の患者は入院という環境変化だけでもせん妄を発症しやすい．また，脳血管障害や認知症などの頭蓋内疾患，入院前のアルコール多飲歴，せん妄の既往を有する患者はせん妄を発症しやすい．一般病棟であれば，「せん妄ハイリスク患者ケア加算」が算定されているケースが多い．このような患者の夜の痛みの悪化は，せん妄の可能性がより高まると考えてよい．

2. 転移性骨腫瘍を有する患者

　転移性骨腫瘍の場合，免荷や生活指導が十分でない場合，動くたびに痛みが生じ，レスキューが多くなり，階段状にベースアップされていることが多い．通常であれば，夜間は活動量が減るので，レスキュー必要量は減るはずだが，このような患者で夜間に痛みの訴えが多くなる場合は，せん妄の可能性がより高まると考えてよい．

3. 長期入院の患者

　さまざまな理由で長期入院となっている患者の場合，新たな痛みが生じても，「いつものがん疼痛でしょう」と十分な評価がなされずに，対応される可能性がある．強い痛みが生じても，レスキューを何回も使用した後に当番医に連絡がいき，急性冠症候群や消化管穿孔などの緊急性のある疾患であっても，対応が後手にまわる可能性がある．普段と違う痛みには，十分に注意して対応するべきである．

家族の説明・翌日のスタッフへの申し送り　……………………………★

1. 家族への説明

　痛みの原因を患者に伝えるのと同様に話し，対応策を伝えておく．就寝時の工夫があれば，看護師から説明してもらうのも有効だろう．

　せん妄の場合，家族の精神的苦痛も強くなる[4]．なぜせん妄が生じたのか，また終末期であれば，多くの患者に認めること（自然経過であること）や，せん妄の治療目標について話し合う．

2. 翌日のスタッフへの申し送り

　夜勤スタッフは対応に疲弊しているはずなので，ねぎらいの言葉をかけつつ，このような状況は患者にも病棟にもつらいことを共有する．レスキューをどのように使ったのか，本当に痛みの悪化なのか，せん妄が原因と考えられるのか，自分自身のアセスメントを共有する．せん妄の患者に対して，「疼痛コントロールが不良な患者」と決めつけがされないように，注意喚起を行うことも大切である．

成功事例

●80歳代男性　[肺がん]

肺がんの転移性骨腫瘍（胸椎）への緩和照射目的で本日より入院し，穏やかに過ごしていたが，夕方より痛みが悪化し，レスキューを1時間ごとに使用したものの，痛みが治まらないため，当直医がよばれた．診察すると，緩和照射予定部位の胸椎転移由来の背部痛ではなく，腰部の傍脊柱起立筋の圧痛を認めた．放射線治療計画CTの撮像範囲に含まれていた腰椎には，病巣は認めなかった．入院時の看護記録より，入院前1週間は背部痛のためにほとんど自宅で横になって過ごしていたと情報を得た．腰痛は廃用性の痛みと診断し，レスキューの不適切使用によりせん妄が生じ，痛みを強く訴えるようになっていたものと考えられた．看護師に腰痛へのレスキュー使用は控えるように伝え，不眠時指示のクエチアピン25 mg 1錠の

内服を依頼し，腰部にロキソプロフェン貼付剤を貼付し，手が空いている
スタッフでマッサージを続けていると，しだいにうとうとしはじめ，朝ま
で休んだ．

参考文献

1) Siddiqi N, et al：Occurrence and outcome of delirium in medical in-patients: a systematic literature review. Age Ageing **35**：350-364, 2006
2) Lawlor PG, et al：Occurrence, causes, and outcome of delirium in patients with advanced cancer: a prospective study. Arch Intern Med **160**：786-794, 2000
3) Tuma R, DeAngelis LM：Altered mental status in patients with cancer. Arch Neurol **57**：1727-1731, 2000
4) Bruera E, et al：Impact of delirium and recall on the level of distress in patients with advanced cancer and their family caregivers. Cancer **115**：2004-2012, 2009

note

在宅のセッティングでどう対応するか
在宅医療での夜間の対応では，まず患者から訪問看護師に連絡が入り，そこで対
応できるか，医師の対応を要するかという判断が求められることが多い．病状的
に朝まで待てるかはとても大切なのだが，もう一つ大切な要素として，患者や家
族の心情的に朝まで待てるかという問題がある．

1. 病状的な要素
予想されていなかった変化の場合，医師をコールして評価や治療方針の検討，病
状説明を要するのは当然のことで，たとえば抗がん薬治療中で病院と連携してい
る場合は，搬送も含めて検討する必要がある．一方で，緩和ケアが主体となって
いる病状の場合，おおよその体調の変化は予想の範囲内である可能性が大きい．
その場合は，あらかじめ事前の指示や配置薬剤を訪問看護師などが用いることで
対応が可能か否かが，医師をコールするかの判断基準となるだろう．
自宅での事前指示や配置薬剤としては，疼痛時（「2-7. 痛み」p.153），呼吸困
難時（「2-8. 呼吸困難」p.165），発熱時，悪心時，不眠（「2-1. 不眠」p.78）・
せん妄時（「2-3. せん妄」p.102）などに対してのものが主となる．内服できる

場合は，それぞれに対応した内服薬の指示で構わないが，特に在宅では内服ができなくなることを想定した薬剤（坐薬や単回で皮下投与できる注射薬）の準備が重要である．表aに筆者が頻用する薬剤を示す．

2. 患者や家族の心情的な要素

心情的な問題としては，患者や家族が在宅医療にどの程度信頼をおいているかという要素が大きい．すでに関係性が構築できている場合は，事前に予測された指示などで対応できればそれで問題ない．一方で，たとえば退院直後など，在宅医療のスタッフとの関係性がまだ構築できていない時に病状変化があったら，患者や家族が不安に感じるのは当然である．場合によっては，朝まで待つのが不安で病院への搬送を希望されることもあるだろう．そういった時，病状的には必須でなくても，不要な受診や入院を防ぐために，夜間でも医師の診察が患者や家族の安心にとって必要なこともある．

表a ●内服ができない時を見越した配置薬剤例

- **疼痛時**：ジクロフェナク坐薬，モルヒネ坐薬，トラマドール注射薬
- **呼吸困難時**：モルヒネ坐薬，ジアゼパム坐薬
- **発熱時**：アセトアミノフェン坐薬，ジクロフェナク坐薬
- **悪心時**：ドンペリドン坐薬，メトクロプラミド注射薬
- **不眠・せん妄時**：ブロマゼパム坐薬，ジアゼパム坐薬，ハロペリドール注射薬（適応外使用p.107），ミダゾラム注射薬

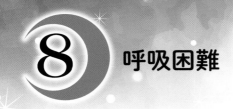

8 呼吸困難

\対応のPOINT/

★ 「息苦しくてつらい」という患者の言葉を信じ，一番苦しい時にはそばにいるようにしよう！
  ◆ 呼吸困難のパニック状態になっている際には，そばにいて安楽な姿勢がとれるように支援しよう．人手が少なく，不安が増強しやすい夜間は特に，付き添うことは安寧に寄与する．

呼吸困難の原因に応じた治療やケアを心がけよう！
  ◆ 呼吸困難の症状緩和には原因への対応が有効なことが多い．対応するうえでは，治療自体の侵襲性や患者希望，治療目標に応じて判断しよう．

随伴症状（特にせん妄）の症状軽減（あるいは，悪化しないように）や，予防を考慮したうえで薬剤を選択できるようにしよう！
  ◆ せん妄を合併する場合には，あわせてせん妄への対応も行おう．

薬物療法以外の治療やケアを柔軟に活用しよう！
  ◆ 呼吸困難に対する薬剤の効果に過度には期待せず，まずは送風や胸郭へのタッチング，呼吸介助など簡便に実施できる方法を選択しよう．

まず，こう対応する！

　原因への一般的な治療やケアは**表1**のようにまとめられる．共通の対応以外の病態や随伴症状による対応を提示する[1]．この中で，夜間での実施可能性や専門家へ紹介するかどうかを考慮しながら初期対応を行う．特に合併症を伴う可能性のある処置については慎重に考慮したい．

　そして，原因への対処で症状が残存，もしくは原因への対処が困難な場合には，夜間での実施可能性や副作用出現の可能性を考慮しながら，非薬物療法，続いて薬物療法の順で検討する[2]．それぞれの中でも優先順位を考慮しながら検討する（**図1**）．

　夜という時間帯は，さまざまな医療処置を提供することが難しく，ついつい医療従事者は対処が億劫になることもある．その一方，呼吸困難は患者にとっ

表1●呼吸困難の原因と一般的な治療

	夜間の対応			翌朝以降に対応（専門家と協議）
対応の難易度（以降，難易度別に示す）	☆	☆☆	☆☆☆（専門家と協議）	—
貧血	—	輸血（Hb値7〜8未満の場合）	—	—
喘息/COPD	短時間作動型気管支拡張薬の吸入（β_2刺激薬）	ステロイドの点滴（発作や増悪時のせん妄に注意）	—	定期の吸入薬の導入（長時間作動型気管支拡張薬，抗コリン薬など），リハビリテーションなど
悪液質	—	—	—	栄養・リハビリテーションなど
上気道の狭窄	—	ステロイドの点滴（せん妄に注意）	—	放射線治療，気道へのインターベンションなど
薬剤性肺障害・放射線性肺臓炎	—	—	ステロイドの点滴（ステロイドパルス療法を含む．せん妄に注意）	—
心不全	—	利尿薬	強心薬の使用やインターベンションの考慮	—
がん性リンパ管症	—	ステロイドの点滴（せん妄に注意）	—	—
がん性胸膜炎	—	—	—	胸水ドレナージ・胸膜癒着術
がん性心膜炎	—	—	—	心嚢ドレナージ・癒着術
気胸	—	—	胸腔ドレナージ（虚脱腔が大きい場合）	—
感染性の肺炎	抗菌薬などの投与	—	—	—
肺塞栓症	—	—	抗凝固療法など	—
上大静脈症候群	—	ステロイドの点滴（せん妄に注意）	—	放射線治療，ステント留置など

[Hui D, et al：Management of breathlessness in patients with cancer: ESMO Clinical Practice Guidelines. ESMO Open 5：e001038, 2020 を参考に筆者作成]

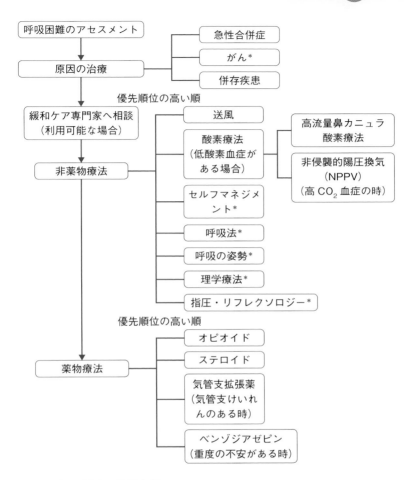

図1●呼吸困難に対する階層支援
*予後が短いことが予測される場合には，適応することが困難な場合がある．
[Hui D, et al：Management of dyspnea in advanced cancer：ASCO Guideline. J Clin Oncol **39**：1389-1411, 2021 を参考に筆者作成]

て最もつらい症状の一つであり，特に夜の呼吸困難は筆舌に尽くしがたい．一番苦しい時にはそばにいて，患者が安心できるような立ち振る舞いを心がけたい．

1. せん妄に合併した呼吸困難

　終末期に近づくにつれ，せん妄の発症頻度は高くなり，せん妄を合併した呼吸困難の対応をすることも多くなる．古典的に呼吸困難の治療薬とされているMST（モルヒネ・ステロイド・トランキライザー：特にマイナートランキライザー［ベンゾジアゼピン系薬など］）は，そのどれもがせん妄の直接因子となり得ることが知られている．せん妄が呼吸困難の症状の閾値を低下させる（せん妄により呼吸困難の症状が強くなる）こともあるため，まずはせん妄への対応として抗精神病薬の使用（適応外使用p.107参照）を優先することが妥当であることが多い（せん妄に関しても呼吸困難同様，せん妄の原因への対処を行うことも重要である）．モルヒネやステロイド，ベンゾジアゼピン系薬剤を使用する場合には，せん妄の症状の増悪がないかを必ずモニタリングするように心がける．

2. 胸腹水貯留を伴う呼吸困難

　悪液質や予後が短い場合には，点滴によって痰が多くなったり，胸腹水の増加，浮腫の悪化など呼吸困難の症状の増悪につながることがある．輸液の速度を下げて（500 mL/day以下など），翌朝以降に改めて輸液の必要量を検討するように申し送る．

　胸腹水穿刺による排液も有効な症状緩和の手段である一方，夜間は人手が少なく安全に実施する環境が整わないことが多いため，慎重になる必要がある．

　仰臥位の姿勢だと胸郭の動きの制限や痰の喀出が困難となる場合もあり，頭部挙上を好む患者が多い．そして，腹水貯留を合併している場合や胸水に明らかな左右差がある場合には，側臥位（必要に応じて少し頭部を挙上すること）が安楽と感じる患者も多い．これらの場合にはクッションの使用や枕の位置が肝となることもあるので，夜間の睡眠中においても工夫したい．片側性胸水の場合には，健側肺を下にすることで換気効率の改善に寄与することが想定される一方，健側の胸郭の動きに制限が加わることで呼吸困難が悪化する患者もいるため，患者ごとに適した姿勢を探ることも必要である．胸腹水の貯留した患者に限らないが，安楽な姿勢について例示する（**図2**）．夜間においては特に**図2a，b**の姿勢が取り入れやすい．

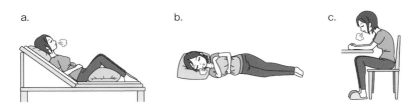

図2●呼吸が楽になる姿勢
a. 寝ている時（仰向けの時）：仰向けの場合には頭を上げて膝を曲げると呼吸が楽に感じられることがある．大きめの枕やクッション，布団などを利用して頭や膝の位置を調整する．
b. 寝ている時（横向きの時）：横向きの場合には，枕やクッションを利用して，姿勢を安定させると呼吸が楽に感じられることがある．腹水貯留や片側優位の胸水などにより仰向けが苦しい場合にも考慮され，必要に応じて軽く頭部を挙上する．姿勢がとれたら，手足の力を抜く．
c. 座っている時（テーブルや机がある時）：座っている場合には，前かがみでテーブルに腕をのせ，肘をつき，必要に応じてクッションを用いて姿勢を安定させる．テーブルが利用できない時には，両手または両肘を膝の上にのせて安定させることも考慮される．

3. 不安を伴う呼吸困難

　呼吸困難の症状がある場合には，程度の差はあれ，ほとんどの患者で不安の症状を認める．呼吸困難の原因となる器質的な病変を認め，原因へ対処したにもかかわらず，呼吸困難の症状が残存する場合にも，まずは器質的な原因による影響に鑑みてオピオイドの投与を行うことが推奨される（とりあえず，まあアルプラゾラムはやめよう）[3]．オピオイドを投与しても効果不十分な際には，次の一手として抗不安薬の投与を検討する．病変の程度に比較して不安の症状が強い，呼吸困難の原因となる病変が明らかではない場合（症状緩和が主体となる時期ではまれだが…）には，オピオイドの投与を省略して，抗不安薬を先行して投与する場合もある．

　抗不安薬の主な薬剤がベンゾジアゼピン系薬であり，せん妄の発症や，せん妄の診断にはいたらないが，せん妄症状が出現している状況（診断閾値下のせん妄），せん妄発症のリスクを有する状況から顕在化しないかに注意を払う．特にステロイドを使用中には高頻度でステロイドによる精神症状を認め，ステロイドが投与されている状況はせん妄の発症リスクが高いため注意が必要である．せん妄の原因となりにくい抗不安薬や，夜間であることから（せん妄の原因になりにくい）不眠症の治療薬を使用することも妥当な選択肢と考えられる．

頻呼吸になっている患者をみると，医療者はつい，「ゆっくり息を吐いて！」，「口をすぼめて呼吸して！」などの声をかけがちである．パニックに"なっていない"状況であれば，パニックコントロールを習得するために呼吸法を指導することは有効である一方，呼吸困難でパニックになっている時には，患者は呼吸法の指導を受ける余裕はなく，むしろ逆効果となることもあるので注意する（パニック時に指導することにより呼吸のコントロール感を失って，逆に苦しくなることさえある）．

4. 原因への対処が困難で，看取りが近く，症状緩和が最優先される呼吸困難

原因が治療可能な場合を除くと，緩和ケアが主体となる時期において呼吸困難を著しく緩和できる治療やケアは存在しない．オピオイドを投与しても，症状緩和が得られない場合には，少量のミダゾラムの持続注の導入を検討し，少量で効果不十分であれば，緩和的な鎮静の要件を多職種で検討し，調節型鎮静の使用方法に則って，ミダゾラムの持続注の使用量を増量する[4]．

判断が難しいのは，全身状態では切迫した予後ではないが（予後予測スコアでは，まだ週単位以上の予後だが），呼吸困難の症状は切迫している場合である．頸椎転移による頸髄障害の横隔神経麻痺，気道閉塞，急速に呼吸不全が進行するがん性リンパ管症や循環動態の破綻する肺塞栓症（広範な塞栓症）などが該当する．これらの場合には，その切迫性や可逆性に応じて緩和的な鎮静の導入を要することがある．

夜はここまでやっておく！

1. 呼吸困難の原因への対応で効果不十分／原因への対応が困難な場合のオピオイド投与

すでに定期でオピオイドを使用している患者では，疼痛時のレスキューを呼吸困難時に使用するか，定期のオピオイド投与量を20 ～ 30％増量する．

フェンタニル製剤の場合には呼吸困難への効果が期待できないという見解もあるが，一過性に増強した呼吸困難へのレスキュー使用や，腎障害などで他のオピオイドが使用しにくい，夜間でオピオイドスイッチングを行うことが困難

な場合で，すでに定期でフェンタニル注を使用している場合には増量することも選択肢である．

オピオイドの増量に関しては，がん疼痛への効果とは違い有効量の限界（いわゆる天井量）があることが示唆されている．経口モルヒネ換算で30 mg/day以上をすでに使用している場合には，定期のオピオイドの増量を行わないことも妥当な選択肢となる（特にがん疼痛を伴わない場合は）．

定期的にオピオイド使用していない時は，以下の処方例を参考に投与する．モルヒネ製剤に限らず，オキシコドン，ヒドロモルフォン製剤も腎機能障害の影響を受ける．腎機能障害を有する場合には，使用後の副作用（せん妄や傾眠など）を評価することを念頭に使用する．

夜間の処方例①

〈内服できる時〉
・経口モルヒネ　2.5〜5 mg/回　1時間空けて反復使用可
・経口オキシコドン　2.5〜5 mg/回　1時間空けて反復使用可
・経口ヒドロモルフォン　1 mg/回　1時間空けて反復使用可
〈内服できない時〉
・モルヒネ注　5〜10 mg/day　持続静注・持続皮下注
・オキシコドン注　5〜10 mg/day　持続静注・持続皮下注
・ヒドロモルフォン注　1〜2 mg/day　持続静注・持続皮下注
＊いずれも，頓用は1時間量の早送りを目安に

---

2. せん妄に合併した呼吸困難

すでにオピオイドが投与されている場合には，せん妄の症状が増悪しない範囲で使用しているオピオイドのレスキュー薬を呼吸困難に対して使用してみることも実施可能である．明らかにオピオイドのレスキュー薬が呼吸困難の症状緩和に有効ではない場合や，オピオイド未使用の場合（夜間がオピオイドの初回投与になってしまう場合），せん妄の症状が強い場合には以下の方法を優先する（適応外使用p.107参照）．

夜間の処方例②

〈内服できる時（糖尿病がない場合）〉
・クエチアピン　12.5 ～ 25 mg/ 回　1時間空けて1晩で3回まで
〈内服できる時（糖尿病がある場合）〉
・リスペリドン　0.5 mg/ 回　1時間空けて1晩で3回まで
＊腎障害がある時には効果の持ち越しに注意する．リスペリドンで不穏が落ち着いても眠れない場合には必要に応じて以下の使用 / 併用を検討する
・トラゾドン　25 mg/ 回　1時間空けて1晩で3回まで
・レンボレキサント　5 ～ 10 mg/ 回　1晩で合計10 mg まで
〈内服できない時（ハロペリドールの禁忌がない場合）〉
・ハロペリドール　2.5 mg/ 回（生理食塩液に希釈して静注・点滴するか，皮下注を行う）1時間空けて1晩で3回まで
＊不穏が落ち着いても眠れない場合には必要に応じて以下の併用を検討
・ヒドロキシジン　25 mg/ 回
・フルニトラゼパム　0.5 mg/ 回（使用する場合には，施設の安全基準に沿って）
〈内服できない時（超高齢者や心不全，パーキンソン病の合併などでハロペリドールが使用しにくい場合）〉
・ヒドロキシジン　25 mg/ 回　1時間空けて1晩で3回まで

---

3. 不安を伴う呼吸困難

　呼吸困難の原因が存在する場合には，まずはオピオイドの投与を行う（先述）．

　向精神薬を使用する場合には以下を検討する．

夜間の処方例③

〈内服できる時（せん妄の発症リスクが低い時）〉
・アルプラゾラム　0.4 ～ 0.8 mg/ 回
・肝障害がある時には，ロラゼパム　0.5 mg/ 回
〈内服できる時（せん妄の発症リスクが高い時）〉
・タンドスピロン　10 mg/ 回
＊すでに閾値下せん妄が存在する可能性が高い時には，「せん妄に合併した呼吸困難」の対応を優先して行う．

---

4. 原因への対処が困難で，看取りが近く，症状緩和が最優先される呼吸困難

　オピオイドの投与を行い呼吸困難の症状緩和効果が不十分であれば，呼吸困難の強さや治療抵抗性など鎮静が相対的に最善と判断される状況かを検討し，患者・家族の意思，医療者の意図，多職種による判断を経て，ミダゾラムによる間欠的鎮静（夜間のみ）あるいは調節型鎮静を考慮する（0.5 mg/hr，12 mg/dayを目安に開始）．また，治療抵抗性の判断において，鎮静を導入する前の呼吸困難の症状緩和を目的として少量のミダゾラム（0.25 mg/hr，6 mg/day）を導入することも選択肢になる．

　せん妄を合併している場合には，ミダゾラムの投与によりせん妄の症状を増悪させる懸念があるため，必要に応じて少量の抗精神病薬（適応外使用p.107参照）を先行投与し，併用することも有効な場合がある．

夜間の処方例④

せん妄を合併している場合には，以下のミダゾラムの投与を開始する前に，ハロペリドール注2.5 mg/回を投与する．

〈少量のミダゾラムを投与する時〉
・ミダゾラム原液（10 mg/2 mL/A）を0.05 mL/hr（0.25 mg/hr，6 mg/day）で持続静注・持続皮下注を開始

〈ミダゾラムによる間欠的鎮静を行う時〉
・ミダゾラム原液（10 mg/2 mL/A）を0.1 mL/hr（0.5 mg/hr，12 mg/day）で持続静注・持続皮下注を開始
＊開始時や呼吸困難時には1時間量を早送りし，早送りが反復して必要な場合には，ベースアップを行う（30〜50％増量）
＊翌朝に持続注を中止する

〈治療抵抗性の苦痛に対して調節型鎮静を導入する場合〉
・ミダゾラム原液（10 mg/2 mL/A）を0.1 mL/hr（0.5 mg/hr，12 mg/day）で持続注（経静脈投与あるいは皮下投与）
＊開始時や呼吸困難時には1時間量を早送り（20分空けて）し，早送り使用の必要性に応じて，ベースアップを行う（30〜50％増量）

専門科へのコンサルトはこうする！

　症状緩和が主体になった時期においても，患者や家族の意向によっては積極

的な合併症や併存症への対応を希望されることもある．また，予測される生命予後との兼ね合いで月単位の予後が見込める場合には，処置の侵襲が許容される範囲で対応を行うことがQOLを改善させることは十分にあり得る．

　急性心不全／慢性心不全の増悪や，気胸などへの対応は，専門科へのコンサルトも検討する．がんの進行経過を考慮すると昇圧薬を投与することが悩ましいが，予後がある程度見込める場合には，循環動態の安定化が倦怠感等を含めた症状緩和に寄与することもある．この辺りは柔軟な思考回路が求められる．

朝になったらこれをする！

　呼吸困難の原因が明確ではなく，症状が持続する場合には，画像検査（X線検査やCT検査など）や血液検査の実施を検討しよう．

　また，夜間に使用した薬剤（オピオイドや向精神薬など）に関して，効果と副作用（特にせん妄や過鎮静や日中への持ち越し）の評価を行う．

　呼吸困難を修飾する症状の原因となる薬剤がある場合（例えば，せん妄の発症にベンゾジアゼピン系やステロイド，オピオイドの開始／増量などが関与していた場合）には，定期薬の見直しを行う．

こんな患者は注意！

1．推定される予後が短い患者

　呼吸困難は疾患の進行とともに頻度が増し，症状緩和薬による対処では症状の緩和が不十分なケースがある．推定される予後の再評価を行うことで，治療抵抗性の苦痛として緩和的な鎮静を行う相応性があるか，緩和的な鎮静を行う要件を満たすかどうかを多職種で検討する必要がある．そもそも，呼吸困難の症状緩和薬は選択肢が非常に限られていることもあり，予後が切迫している状況では医療用麻薬のみの対応を漫然と続けて，強い呼吸困難が放置されたまま最期を迎えることがないようにはしたい．

　また，心疾患など，がん以外の疾患が原因であることが判明しても，治療の成功率が著しく低くなることは肝に銘じ，検査や治療自体の負担や環境変化（集中治療を行う環境への移動含む）の負担をいたずらに与えることは避けたい．

2. 大量の喀痰を伴う呼吸困難

　吸痰をすることで症状が緩和される可能性がある一方，吸痰自体を患者が苦痛に思うことがある．予後によっては症状緩和や睡眠の確保と，痰の喀出のどちらを優先するかを考慮せざるを得ない場合もある．

3. 高 CO_2 血症を伴う呼吸困難

　非侵襲的陽圧換気（NPPV）が治療の選択肢に挙がる反面，忍容性が低いこと（拒否や継続可能性が乏しい）や機器の準備などに懸念がある．低流量の酸素投与（酸素濃度がある程度必要な場合には，高流量鼻カニュラ酸素療法）を継続することも妥当な選択肢である．

家族への説明・翌日のスタッフへの申し送り ★

1. 家族への説明

　呼吸困難が治療抵抗性になりやすい症状であり，家族も見ていてつらいと感じられることが多い症状である．さらに家族は何もできないことで無力感を感じ，二重の苦しみを感じることがある．息苦しい時にそばにいることが，呼吸困難に伴う不安を軽減することにつながり，送風，胸や背中に手を当てる，手を握るなど家族が参画できるケアについて話し合うことも重要である．症状緩和薬によって生じ得る眠気をどこまで許容するか，また鎮静の手段を用いるかどうかについても，意向を確認しておくことも重要である．

2. 翌日のスタッフへの申し送り

　夜間に使用して有効だった薬剤や，その投与量について再検討をするように伝える．
　呼吸困難によって生じるパニックは，不安を高め，呼吸困難の症状の悪循環にいたる可能性がある．事前に患者とメディカルスタッフの間で，パニック時の対応についての情報共有（使用薬剤とその順番，安楽な姿勢の取り方など）しておくことで，パニックコントロールにつながるかもしれない．

部屋の環境整備（患者の動線を考える，室温や換気の調整など）についても，日中に話し合っておけるとよい．

成功事例

●70歳代男性 　胃がん多発肺転移

多発肺転移が呼吸困難の原因であるものの，食欲不振の改善を目的として処方されたステロイドを直接因子とするせん妄を合併した状態で，当直医がよばれた．まずはせん妄への対応を優先し，クエチアピン25mg 1錠の投与（適応外使用p.107参照）により，不穏が落ち着き，呼吸回数も落ち着くようになってきた．ベッドをギャッチアップし，オーバーテーブルに腕をのせて，肘をつき，前かがみの姿勢を作り，クッションなどで安定させ，呼吸困難のパニックのピークが収まるまで，呼吸介助を行いながらそばに付き添った．患者は，そのままうとうとして休むことができた．途中，覚醒した際にも呼吸困難を訴えたが，もともと疼痛に対して使用していたオキシコドン2.5mgを頓用で使用することで再度休み，当直の時間を無事に乗り切ることができた．翌日のスタッフへ，せん妄を合併した呼吸困難に対するクエチアピンとオキシコドンの効果を伝え，呼吸困難へ影響を与えているせん妄の原因のステロイドに関して，継続するか検討してもらうように申し送りをした．

参考文献

1) Hui D, et al：Management of breathlessness in patients with cancer: ESMO Clinical Practice Guidelines. ESMO Open **5**：e001038, 2020
2) Hui D, et al：Management of dyspnea in advanced cancer：ASCO Guideline. J Clin Oncol **39**：1389-1411, 2021
3) Simon ST, et al：Should benzodiazepines be used for reducing dyspnea in patients with advanced illnesses? J Pain Symptom Manage **65**：e219-e223, 2023
4) Mori M, et al：The feasibility and effects of a pharmacological treatment algorithm for cancer patients with terminal dyspnea：A multicenter cohort study. Cancer Med **12**：5397-5408, 2023

⑨ けいれん

意識障害を伴うけいれんが5分以上止まらない場合は，鎮痙薬の使用を検討する！
可能な範囲で原因精査を行い，状況に応じて再発予防目的に抗てんかん薬を投与する！
専門科には「どこまでやるか」を意識しながらコンサルトを行う！

まず，こう対応する！

　意識障害を伴うけいれんが起きた場合，数分以内に自然停止することも多いが，5分以上続く場合は鎮痙薬の使用を考慮する．そのため，患者の様子を観察しながら必要物品の準備を行うのだが，この時速やかに実施可能であれば，簡易血糖測定を行うとよい．もしこの時点で低血糖とわかれば，ブドウ糖投与で症状が改善し，鎮痙薬を使用せずに済む可能性がある．ただし長期間絶食している患者などの場合は，糖負荷によって相対的なビタミン B_1 欠乏に陥らないよう，チアミン塩化物塩酸塩などのビタミン B_1 を含む製剤を同時に使用する．

　鎮痙薬としては，ベンゾジアゼピン系の注射薬であるジアゼパムかミダゾラムが第一選択となる．可能ならいずれも静注が望ましいが，静脈路確保が難しい場合は，ミダゾラムの筋注あるいは皮下注を選択する．ジアゼパムも筋注は可能だが，効果発現が遅くなり，効果が不確実になるので推奨されない[1]．

　注意点を一つ挙げるとすれば，いずれのベンゾジアゼピン系薬も呼吸抑制のリスクがあるため，投与前には必ず酸素投与を開始しておいた方がよい．またベンゾジアゼピン系薬の拮抗薬であるフルマゼニルがすぐ使用できる状況なら安心だが，拮抗作用は限定的かつ短時間なので，より優先されるのは気道確保・酸素投与・換気補助であることを忘れてはならない．例えばフルマゼニルを薬局にとりに行ったり投与の準備をしたりするために人手がとられ，患者の呼吸管理が疎かになるようでは本末転倒である．

　もし呼吸抑制のリスクが不安ならば，代替薬としてレベチラセタムの投与を

検討してもよい．レベチラセタムは新規抗てんかん薬のうちの一つで，薬物相互作用がほとんどなく，呼吸抑制が生じないだけでなく，眠気などの他の副作用も比較的少ない．効果発現の速さはジアゼパムやミダゾラムには及ばないものの，遅くとも1時間以内には最高血中濃度に達し，効果を発揮する[2]．レベチラセタムは他の抗てんかん薬と比べて優れた点が多い薬剤であり，抗てんかん薬の中では実質的な第一選択と考えてよい．

　上記薬剤の具体的な使用方法を示す（**表1**）．万一これらの薬剤では効果が不十分な場合は，ホスフェニトインやバルビツール酸系の抗てんかん薬などの投与も選択肢となるが，夜間に使い慣れない薬剤を使用すること自体がさまざまなリスクを生じ得るため，まずはここで紹介した薬剤に絞って使い方をマスターした方がよいかと思われる．

夜はここまでやっておく！

1．可能な範囲での原因検索・治療（表2）

　Chapter 1でも述べたが，がん患者がけいれんを起こす原因のうち最も多いのは脳腫瘍である（p.71）．脳腫瘍に対しては放射線治療や抗がん薬治療などを行うこともあるが，いずれも夜間に緊急で行うようなものではないため，大

表1●けいれんに対する主な使用薬剤

薬剤名	使用目的	用法・用量（成人の場合）
ミダゾラム	けいれん発作時の鎮痙	2〜2.5 mg/回　静注または皮下注 5分以上あけて1 mgずつ追加可（総投与量5 mgまで）
ジアゼパム	けいれん発作時の鎮痙	2.5〜5 mg/回　静注 5分以上あけて2.5 mgずつ追加可（総投与量10 mgまで）
レベチラセタム	けいれん発作時の鎮痙 けいれんの再発予防	500 mg/回（eGFR 50未満なら250 mg/回） 1日2回　15分以上かけて点滴静注または皮下注
フルマゼニル	ミダゾラム・ジアゼパムによる呼吸抑制の拮抗	0.2 mg/回　緩徐に（15秒以上かけて）静注 1分以上あけて0.1 mgずつ追加可（総投与量1 mgまで）

表2●夜間でも対応することが望ましい病態と治療の例

緊急の対応を要するもの	心原性失神	診断：心電図，心エコー 治療：病態に応じた薬物療法，（適応があれば）電気的除細動
	脳ヘルニア	診断：頭部CT 治療：マンニトール，ステロイド，（適応があれば）減圧開頭術
可逆的ですぐに対応可能なもの	血糖異常	診断：簡易血糖測定，血液検査 治療：高血糖　⇒インスリン投与，生理食塩液輸液 　　　低血糖　⇒50％ブドウ糖20〜40 mL静注 　　　　　　　（絶食状態の場合）上記に加えてチアミン塩化物塩酸塩20〜50 mg静注
	電解質異常	診断：血液検査 治療：低ナトリウム血症　⇒0.9〜3％ NaCl液 　　　高ナトリウム血症　⇒5％ブドウ糖液 　　　低カリウム血症　　⇒カリウム含有輸液 　　　高カリウム血症　　⇒フロセミド，グルコース・インスリン療法 　　　低カルシウム血症　⇒グルコン酸カルシウム 　　　高カルシウム血症　⇒フロセミド，エルカトニン

抵は「朝まで経過観察」という対応でも問題はない．

　ただ，すぐに対応するかどうかで生命予後や機能予後を大きく左右するものであれば，夜間であっても迅速な対応を要し，命に関わらないものであっても可逆的な原因があるならば，朝まで待たず対応する方が望ましい．

　前者，すなわち緊急の対応を要する病態としては心原性失神や脳ヘルニアなどが挙げられる．心原性失神は不整脈や重症弁膜症，心筋症などで生じ得る．特に心室細動や心室頻拍などの致死的不整脈であれば速やかな電気的除細動が必要になるため，すぐにバイタルを確認し，呼吸や循環に明らかな異常が見られる場合は心電図やAEDでの判別を考慮する．ただし，Do Not Attempt Resuscitation（DNAR）などの心肺蘇生を行わない方針となっている可能性もあるので，電気的除細動を行う前には必ずカルテを確認する．

　脳ヘルニアは，けいれん停止後も意識障害が続き，Cheyne-Stokes呼吸や失調性呼吸などの呼吸の異常，瞳孔散大固定などの所見を伴う致命的な病態である．脳腫瘍などが原因であれば手術適応にならないことも多く，可及的に頭蓋内圧を下げるためにマンニトールなどの浸透圧利尿薬やステロイドを使用してもよい．しかしそれ以上に重要なのは，速やかに患者の家族らに連絡し，急変

の可能性を伝えることである．

　一方，緊急性は高くないが可逆的ですぐに対応可能な病態としては，血糖異常と電解質異常が代表的である．低血糖の対応についてはすでに述べたが，高血糖を呈する糖尿病性ケトアシドーシスや高浸透圧高血糖症候群などの病態であれば，細胞外液の輸液とインスリン投与を行う．電解質異常の中で多いのは低ナトリウム血症だが，急速過ぎるナトリウム負荷は橋中心髄鞘崩壊症などの合併症を引き起こすため注意しながら補正を行う．

2.　抗てんかん薬の予防投与

　けいれんの原因が判明して治療が行えるならばよいが，大半の場合はそうはならない．そのためけいれんがいったん治まったとしても，再発の懸念が残る場合は予防的な抗てんかん薬投与を検討する．

　抗てんかん薬はさまざまな種類が存在するが，夜間ということを考えると，なるべく副作用や薬物相互作用といったリスクが少ないものが望ましい．そうなると，この場合も第一選択は前述のレベチラセタムである．レベチラセタムの副作用は眠気やめまいなどの非特異的なものだけで，重篤な副作用はほぼ見られない．また，他の抗てんかん薬と比べて薬物相互作用のリスクも少ないため，多剤併用となっていることが多い高齢者やがん患者でも使いやすい．さらに，添付文書上には記載がないが皮下投与することも可能である．

　これらの理由から，もしけいれんの再発予防目的に夜間使用するならばレベチラセタムを勧めるが，そもそも単発のけいれん発作を起こした患者の約2/3は再発しないとされる[3]．そのため，一度けいれんを起こしたからといって必ずしも予防投与を行わなくてよい．反対に予防投与を行った方がよいと思われるのは，少なくとも2回以上のけいれん発作が起こった場合，あるいは脳腫瘍の外科的切除後6ヵ月以内，そして悪性黒色腫の場合などである[4]．

専門科へのコンサルトはこうする！

　けいれんに関して専門的な診察を依頼するのであれば神経内科（あるいは脳神経外科）にコンサルトすることが多いと思われるが，原因がわかっている場合はそれに応じてコンサルト先を検討する．ただ，本症例のような場合は，コンサルトをするとおそらく「この患者さん，どこまで（検査や治療を）やりま

す？」と尋ねられるだろう．これは，言葉のとおり治療方針を確認したいという意味でいわれる場合もあるが，「この患者さんには，本格的な検査や治療は行わなくてよいんじゃないですか？」という意味が込められている場合もあることも知っておいた方がよい．

もちろん緩和ケアの対象患者だからといって，どんな検査や治療も受けなくてよいというわけではない．ただ，仮にてんかんを疑って明確な診断を付けようとするなら，複数回の脳波検査やMRI，状況によっては腰椎穿刺などの少なからず負担のかかる検査を受けなくてはならない．また無事に診断がついたとしても，薬物療法や外科治療を行うならそれにもリスクが伴う．そのためコンサルトを受ける側からは，介入することでかえって患者を苦しめることがないよう，「どこまでやるか」確認されるのである．

それを踏まえて専門科へのコンサルトの要点をまとめると，a. 現在の状況，b. 今後の見通し，c. 患者・家族らの意向，d. 何を依頼したいか，の以下の4点を明確に伝えることが重要だといえる．

a. 現在の状況

病歴や治療歴を伝達するだけでなく，現在の全身状態やPerformance Status（PS），負担のかかる検査や治療を受けられる状況なのか，といった情報も提供する．ただし夜間の場合，なるべく簡潔に伝える配慮も必要である．

b. 今後の見通し

今後の治療・療養の方針と，予測される経過や生命予後といった情報をわかる範囲で伝える．

c. 患者・家族らの意向

夜間の急なけいれん発症時には確認するのが難しい場合もある．本人はけいれんによって意識障害をきたしている可能性もあるし，家族は突然のことに驚いて，冷静に対応するのが難しかったり，そもそも連絡がつかなかったりする可能性もある．そういう意味でも普段から患者の選好や考え方をできるだけ把握しておくことは重要であり，そういった情報を夜勤のスタッフや当直医らと共有できるよう，カルテなどにこまめに記録を残しておくことが望ましい．

d. 何を依頼したいか

　夜間に緊急で診察してほしいのか，急がないので詳しい検査や薬剤調整を行ってほしいのか，どんな病態を疑っていてどんな対応を期待しているのかなど，できるだけ具体的に依頼内容を記載した方がコンサルタントは動きやすい．

朝になったらこれをする！

　朝になってから行うのは，主にけいれんの原因精査や治療の続きである．夜間にどこまで検査などを行えたかによるが，もし採血やCTなどができていなかったら実施を検討する．

　また専門科へのコンサルトも，夜間に緊急でコンサルトする必要はないと判断していた場合は，朝になってから前述のa～dの4つのポイントについて情報を整理し，必要に応じてコンサルトを行う．

家族への説明・翌日のスタッフへの申し送り

1．家族への説明

　家族にどのタイミングで，どのように連絡や説明を行うべきか明確な基準はない．個人的には，数分で自然停止する単回のけいれんであれば，翌朝以降に報告すればよいと考えている．ただ，ジアゼパムやミダゾラムを用いてけいれんを止めるなどリスクを伴う対応を行う場合は，できれば実施前，難しければ実施後速やかに家族に報告した方がよいだろう．

2．翌日のスタッフへの申し送り

　翌朝以降，別のスタッフに引き継ぐ際には，起こったイベントと行った対応についてできるだけ詳しく報告し，どこまで検査や治療を行うか，再発予防を行うか，もし再発したらどうするかなどを話し合う．

9 けいれん

成功事例

●70歳代女性　多発骨転移・多発肺転移を伴う乳がん

外来化学療法を行っていたが，数日前からの著明な食事摂取量低下を主訴に入院することとなった．まずは点滴を行いつつ様子をみる方針となったが，入院当日の夜に意識消失を伴うけいれんを起こした．

5分以上経過してもけいれんが止まらないため，当直医の指示で酸素投与が開始され，ミダゾラム2mgを静注した．数分でけいれんは止まったが，意識は回復しなかったため，酸素投与を継続しつつ採血・頭部CTを行った．頭部CTでは明らかな異常を認めなかったが，血液検査では低アルブミン血症と高カルシウム血症が明らかになったため，まずは電解質補正を行う方針とし，エルカトニン40単位を点滴静注した．初発のけいれんであったため，ひとまず再発予防のための抗てんかん薬投与は行わないこととした．翌朝になっても意識は混濁した状態が続いたためMRIを実施したところ，髄膜の一部に播種を疑う所見が指摘された．患者と家族に放射線治療などの選択肢があることを説明すると，患者本人は明確な意思表示が困難であったが，家族は患者の意識レベルが改善する可能性があるなら治療を行ってほしいと希望したため，放射線治療科にコンサルトし，放射線治療を行う方針とした．

参考文献

1) 日本神経学会（監），「てんかん診療ガイドライン」作成委員会（編）：てんかん診療ガイドライン2018，医学書院，東京，2018年
2) イーケプラ®点滴静注500mg　添付文書〈https://pins.japic.or.jp/pdf/newPINS/00063084.pdf〉（最終確認：2024年4月23日）
3) Hauser WA, et al：Risk of recurrent seizures after two unprovoked seizures. N Engl J Med **338**：429-434, 1998
4) Kargiotis O, et al：Epilepsy in the cancer patient. Cancer Chemother Pharmacol **67**：489-501, 2011

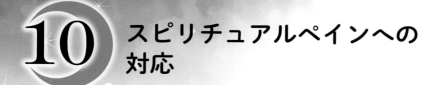

10 スピリチュアルペインへの対応

＼対応のPOINT／

スピリチュアルペインを見つける達人になろう！

- ◆ 何度も同じ質問をする，頻回にナースコールを鳴らす，帰宅願望が強い，怒りっぽい，といった反応もスピリチュアルペインの表出かもしれないと考えよう．

返答に困る言葉をかけられた時でも，対応できるようになろう！

- ◆「死にたい」など返答に困る言葉をかけられた時も，まずは相手のサインを受け取ったというメッセージを返す（反復）ことから心がけよう．

限りある時間の中でメリハリのあるスピリチュアルケアができるようなろう！

- ◆ 時間を決めて取り組もう．
- ◆ スピリチュアルケアは，数日かけてリレー形式で取り組むケアであることを理解しよう．

　スピリチュアルペインにはさまざまな定義があり，スピリチュアルケアの理論も多様であるが，本項では一例として，村田ら[1~5]によるスピリチュアルペインおよびスピリチュアルケアの考え方を中心に解説する．

> memo
>
> ### スピリチュアルペインとは
>
> -
>
> スピリチュアルペインとは，「自己の存在と意義の消滅から生じる苦痛」と定義され，スピリチュアルペインには主に時間性，関係性，自律性の3つの種類（三次元）があるといわれている．
>
> #### a. 時間性のスピリチュアルペイン
>
> 私たちが現在を生きる意味を感じることができるのは，過去の積み重ねがあり，将来の自分が保障されているからである．しかし，死が迫っていると，「どうせ

死ぬのに何かをがんばる意味があるのか」という思いがこみ上げてくる．これが，時間性のスピリチュアルペインである．

> 表出例：死にたくない，どうせ死ぬんだから放っておいて

b．関係性のスピリチュアルペイン

私たちは，本来どれだけ言葉を尽くしても互いを真の意味で理解することはできないが，自分の気持ちが相手に伝わると孤独が和らぎ生きる意欲が湧いてくる．反対に，自分の気持ちは相手にわかってもらえていないと感じた時，私たちは孤独を感じ，生きる意味を失ってしまう．これが関係性のスピリチュアルペインである．

> 表出例：あなたには私の気持ちはわからない，さみしい

c．自律性のスピリチュアルペイン

私たちは社会で何らかの役割を果たすことで，誰かに必要とされ，身体的にも経済的にも自立できている．それが病や事故によって，誰かに迷惑や負担をかけることになり，生産性と自立（総じて自律）を失うことによって，「こんな風になってまで生きていたくない」という思いがこみ上げてくる．これが，自律性のスピリチュアルペインである．

> 表出例：人の迷惑になるくらいなら死にたい，トイレは自分で行きたい

d．三次元に分類する意義

スピリチュアルペインは，決して正しく分類すること自体が目的ではない．多くの人は，3つすべてを有し，その濃淡は常に流動している．三次元の分類は，漠然とした概念である「スピリチュアルペイン」をより具体的に理解するための理論に過ぎない．

まず，こう対応する！

1．スピリチュアルコーピングとその過程

a．返答に困る発言には，スピリチュアルペインを疑い，スピリチュアルケアをしよう

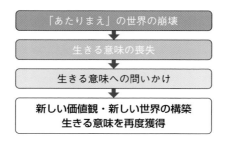

図1●スピリチュアルコーピングの流れ

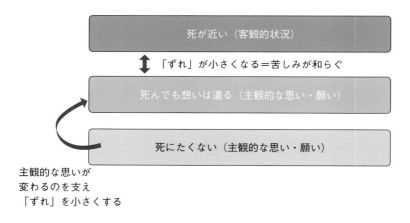

図2●「苦しみ」の構造とスピリチュアルケア

　これまで「あたりまえ」だと思っていた世界や価値観が病によって崩れた時，たとえば明日が来ることや働けることが失われてしまった時，私たちはスピリチュアルペインを感じ，生きる意味を見失う（前述のmemo参照）．しかし，それでは生きてはいけないから，今度は自ずと生きる意味を問いはじめる．これがスピリチュアルペインの表出である．そして自分の内的世界へ意識を向け，問いを繰り返した結果，ようやく新しい価値観や世界観を獲得（主観的な想い・願いが変化）し，生きる意味を再度見出すことができるようになるのである（**図1，2**）．このように，当事者の「思い・願い」が変化する過程を「スピリチュアルコーピング」といい，スピリチュアルケアとは，このスピリチュア

表1● 「語る」ことによる効果

①考えがまとまる～漠然とした思いが形になる
②気持ちが落ち着く～わかってもらえたことで孤独が和らぐ
③生きる意欲が湧く～自分の存在が支えられている実感

ルコーピングが行われることを支えることである．本書では，夜間を乗り切るためにできる対応に絞って解説する．

b. まず傾聴をしよう

スピリチュアルコーピングが円滑に進むためには，現在の自分の思いを整理して把握することが必要であり，そのために自分の思いを言語化する行為が必要であるといわれている．思いを言語化するためには，言語化の作業に耳を傾けてくれる「聴き手」が必要であり，その行為こそが「傾聴」なのである．傾聴は単に「話を聴く」ことではない．言語化する行為，つまり「語り」を行うための支援なのである（**表1**）．

c. 傾聴のスキル「反復」を実践してみよう

効果的に傾聴するための方策の一つに村田が提唱している「反復」という手法がある．「反復」とは「あなたの伝えたいことは私に伝わっていますよ」という意味を込めてそのまま返すスキルのことである．

- 相手の言葉が肯定文の時は「〇〇と思うんですね/なんですね」＋（ちょっと待つ）
- 相手の言葉が疑問文の時は「〇〇が気がかりなんですね」＋（ちょっと待つ）
例えば
- 「家に帰りたい」 ➡ 「家に帰りたいんですね」
  ※「夜中なので朝まで待ちましょう」などの説得よりもまず反復する
- 「このまま死ぬのかな」 ➡ 「死んでしまうのではないかと気がかりなのですね」
  ※「死ぬ」などの発言には，返答に困って無言になったり，安易に励ましたりしがちだが，ここはその質問が出てきた背景のスピリチュアルペインへのケアとして反復する．

d. 滞在時間をあらかじめ決めよう

　夜間，限られた人員の中で十分な時間を傾聴にあてることは難しい．そこで，「語り」が始まりそうになったら「○分後にもう一度来ますね」や「10分だけなら大丈夫ですよ」など，あらかじめ傾聴に充てられる時間について明示しておくとよい．それにより，患者には「話を聴く用意がある」ことが伝わるとともに，限られた時間でより要点が整理された「語り」につながる可能性がある．

e. スピリチュアルコーピング，スピリチュアルケアは1日にして成らず

　スピリチュアルコーピングは，前述のとおり数日〜数年かかるものである．よって，わずか数分の傾聴で完遂されるものではない．スピリチュアルケアとは，複数人のリレー形式で，数日にわたって継続していくものである．また，他の業務によって途中で会話が中断してしまってもよい．ベッドサイドを離れる際に反復をしておけば，次の会話が始まるまでの間，患者は長い沈黙の状態にあるのと等しく，折に触れスピリチュアルコーピングを再開することができるからである．

夜はここまでやっておく！

　特に，スピリチュアルペインが色濃く表出されていると思われる部分はよく記憶しておいて，カルテに残したい．なぜならそこに，患者にとっての生きる意味，つまり大切にしている思いや願いや価値観が含まれているからである．これは今後アドバンス・ケア・プランニング（ACP）を行う際にも，非常に重要な鍵になる．

朝になったらこれをする！

　当該患者は，スピリチュアルペインを有していてコーピングの過程にあること，傾聴のケアを実施しておりエピソードを積極的に記録に残す方針であることを，チームや病棟内で共有しておく．

成功事例

あなたは看護師Aで，夜勤勤務中にナースコールで，受け持ったことがない患者Bのベッドサイドに訪室した．Bからは，「明日からの抗がん薬投与で脱毛するか」と質問を受けた．AはBが何の疾患でどういった薬剤を投与予定か把握していなかったが，この質問にはスピリチュアルペインが隠れているかもしれないと考え，「確認してみます」，「医師に聞いてみてください」と返答はせず，Bの脱毛への気がかりを反復した．すると「そうなの」という返答とともに，思考を巡らせていると思われるしばしの沈黙の後，Bの姉も同じ疾患に罹患したこと，抗がん薬治療後に脱毛し，その後全身状態が悪化して死亡した経緯を語りはじめ，自分も脱毛したら死んでしまうのではないかと不安になった旨を吐露した．再度その経緯と不安な気持ちを反復したところ，Bは「胸の辺りがざわざわしていたのが少し落ち着いた」と表情が和らぎ，翌日の抗がん薬投与を無事終えることができた．この会話によって，現実には何の変化も起こってはいないが，BがAに「わかってもらえた」と思えたことで，孤独が和らぎ，スピリチュアルコーピングが進み，スピリチュアルペインが和らいだと考えられる．

参考文献

1) 村田久行：ケアの思想と対人援助—終末期医療と福祉の現場から，川島書店，東京，1998年
2) Murata H：Spiritual pain and its care in patients with terminal cancer. Journal of Japan Society of Pain Clinicians **18**：1-8, 2011
3) Tamura K, et al：Development of a spiritual pain assessment sheet for terminal cancer patients：Targeting terminal cancer patients admitted to palliative care units in Japan. Palliat Support Care **4**：179-188, 2006
4) Murata H：Spiritual pain and its care in patients with terminal cancer：construction of a conceptual framework by philosophical approach. Palliat Support Care **1**：15-21, 2003
5) Murata H, et al：Japanese Task Force "Conceptualization of psycho-existential suffering by the Japanese Task Force：the first step of a nationwide project. Palliat Support Care **4**：279-285, 2006

当直で心が折れそうになったら…（医療従事者のセルフケア）

医療者が自身の心身のコンディションを整えることは，患者によい診療やケアを
届けるために必要不可欠な土台となる．忙しい業務の合間できるセルフケアのレ
パートリーを用意しておこう．ストレッチ，ヨガ，シャワー，好きな写真や動画
を眺める，甘いものを口に入れるなど，自分なりのリラクセーション法をもって
行う．他のスタッフとの軽い雑談も（業務の邪魔になりすぎない程度に！），気
持ちの切り替えに役立つ．

セルフケアと患者のケアの両方に役立つ可能性がある，マインドフルネスとコン
パッションに根ざしたGRACEという理念を紹介する[a, b]．

G：Gather attention（注意を集める）

心が動揺している時，私たちの注意は目の前の事象から離れてさまよってしまい
がちである．今この瞬間に注意を向け戻すことを意識しよう．例えば，自分自身
の呼吸に注目する，足の裏で自分を支えている床や大地を実感する，消毒薬を手
に取ってひんやりとした感覚を体験する，などである．

R：Recall our intention（意図を思い出す）

自分が今ここにいる意図（目的）を思い出そう．医療者として夜勤者として期待
されている役割は何か？　自分はどうして医療者を志したのか？　どういう医療
者になろうと目指してきたのか？

A：Attune to self and then other（自分に，それから，相手に，波長を合わせる）

今の自分の心身の様子に耳を傾けよう．自分の目に映る患者像は，自分自身の体
調というフィルターを通した像である．まず自分自身の状況を把握することが，
患者の状況を正確に把握するうえで大切である．

C：Consider what will serve（何が役立つか考える）

上記のGからAを経たうえで，改めて，今何をすることが，自分自身や患者に役
立つのかを考えよう．「いつもそうしているから」，「それが決まりだから」など
と，惰性で判断していないだろうか？

E：Engage, Enact and End（能動的に関わる，そして，終える）

目の前のことに全力全霊でとり組もう（Engage, Enact）．目の前のことにひと

しきり集中したら，区切りをつけて次に進もう（End）．私たち医療者を待っている人たちはたくさんいる．残念ながら，1人の患者や事項にずっと関わり続けることはできない．限界を認め，どこかで区切りをつけることが，次の人（患者）に全力で関わるうえで必要である．

a）J．ハリファックス：死にゆく人と共にあること：マインドフルネスによる終末期ケア，春秋社，東京，2015年
b）藤澤大介，他：レジリエンスと思いやりを構築するマインドフルネス・プログラム（MaHALOプログラム）．ホスピス緩和ケア白書2022，pp.56-60，青海社，東京，2022年

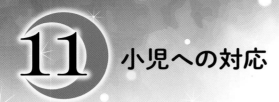

11 小児への対応

＼対応のPOINT／

小児であっても精神科領域の鑑別診断は他の年齢と変わらない！

- ◆ 外因（せん妄）➡内因（うつ）➡心因（不安，パニック）➡（スピリチュアルペイン）のように，生物学的な基盤が明らかな順番に考察することが重要である．外因，内因，心因の意味は以下のとおりである．
- ・ 外因：身体疾患あるいは薬物など心の「外」の原因によって起こる精神疾患
- ・ 内因：脳の「内」部で何らかの変化が起きていることが想定されるが外因と違って原因が明らかではない精神疾患
- ・ 心因：悩みやストレスなど「心」の葛藤によって起こる精神疾患

本人以外（カルテ，スタッフ，保護者）からも情報を収集しよう！

- ◆ まず，何歳程度の発達レベルかを評価しよう．
- ◆ 次に，発達の偏りの有無や家族関係を把握しよう．
- ◆ 保護者への連絡はためらわないようにしよう．

小児には，成人と同じ丁寧さで対応しよう！

まず，こう対応する！

- ●本人，周囲の安全を確保する

  状況が許せばスタッフステーションに近い個室，スタッフステーションに移動しよう．
- ●小児は言語での表現能力が未発達である

  スタッフやカルテから病歴，現在の治療，知的発達の程度や心理社会的背景を含めた「普段の患児」についての情報を得よう．
- ●小児だからといってせん妄は除外できない
- ・薬剤をチェックしよう：ステロイドやオピオイドの使用状況に着目しよう．

・日中の血液検査データで電解質や肝機能・腎機能，炎症反応を確認しよう．
・頭部CTがあれば占拠性病変などないか確認しよう．

1. 小児にもわかる言葉で問診する（重要！）

先ほど「小児には言語での表現能力が未発達」と記載したが，であるからといって患児の話を聞く必要がないという意味ではない．「自分が無視された」と感じるような経験をさせると今後の処置の協力を得られなくなることがある．よって，基本的には大人と同じように丁寧に対応すべきである．また，発達レベルに応じて言葉を選び，治療に対する同意あるいは納得を得るように努める（インフォームド・アセント）．

2. 行動を観察する

以下に述べるせん妄，パニック，うつ，スピリチュアルペインいずれにおいても，行動の観察は必要である．上記のとおり丁寧に問診しながら，同時に小児の様子を観察する．視線の先が宙である，手で何かをつかもうとして失敗する，などは幻視の存在を疑わせる．何度も同じ行動をとる・同じことを聞くのは，自閉スペクトラム症におけるこだわりが否定的であれば，せん妄による注意障害・短期記憶障害を思わせる．呼吸の荒さは（苦しさの表出がなかったとしても）パニックを思わせる．反応性の低下，応答の遅延は，せん妄における注意力の障害でなければ，次にうつを疑うべきだろう．カルテ記録によって明らかとなる最近の食欲低下も，うつを疑うには有用である．逆に，こういった行動観察にて違和感がない場合，スピリチュアルペインである可能性もある．

3. せん妄

入院中の小児がん患者でせん妄は約20％に認められるとの報告があり，見逃されている例が多いと考えられる[1]．小児のせん妄でも，成人と同様にせん妄の中核となる症状は注意障害である．また，見当識障害，短期記憶障害や睡眠覚醒リズム障害，症状の日内変動，運動性興奮も成人と同様によくみられ，イライラ，情緒不安定は成人と比較して多く，幻覚・妄想，長期記憶障害，言語障害は少ないという報告がある[2,3]．

　DSM-5-TRの診断基準を踏襲しつつ，ps/pCAM-ICUを参考にせん妄の主症状を以下に述べる[4, 5]．小児においても，せん妄の中核となる症状は注意障害である．

a. 注意障害

　注意障害はせん妄の見分け方の鍵となる要素である．年齢や状態に応じて下記のように計算，聴覚，あるいは視覚を用いて評価する．また，視覚で使用するためのイラスト（カード）はCAM-ICU開発グループのwebsiteからダウンロード可能であるため，時間的余裕がある場合は参照されたい[6]．

> ● 計算：100から1ずつ引き算をしてもらう．10の位が変わるところで間違えやすいため，最短でも89までは実施する．
> ● 聴覚：「1のとき手を握って（頷いて）ください」といった指示を与えたうえで，ランダムな数列をゆっくり述べる．
> ● 視覚：おもちゃやイラストを患児の顔の前でゆっくり動かし，関心をもつか・目を開けていられるかを評価する．

　これらの評価が不可能な場合・確信がもてない場合であっても，全体的な様子を観察し，「普段の患児ならできているであろうこと」ができない様子があれば注意障害を疑う．また，普段の様子を知るスタッフ（当直帯であれば病棟看護師）からの情報は重要となるため，できるだけ診察への同席を依頼し，患児の言動が普段と異なる様子がないか評価をしてもらおう．

b. 急性の発症，日内変動の存在

　もともとの患児から急に（24時間以内に）変化したかを評価する．簡単な会話が理解できるか，普段なら従うような簡単な指示に従うか・反応は適切か，普段の方法でなだめることができるかなどが参考になる．

c. 認知機能の変化

　覚醒しているべき時間帯に覚醒していない場合（あるいはその逆）は，睡眠覚醒リズムの異常を疑う．繰り返し同じことを尋ねる，問診中に話したことを覚えていないという様子は，記憶障害を疑う．穏やかでない（イライラしている，情緒不安定である，興奮している）といった感情の変化もこの評価項目に含まれる．

　上記の所見a〜cのすべてに加え，病歴，身体診察，または臨床検査値から，身体的原因（病気，薬物または毒素などの物質または物質離脱）であることを示唆する証拠がある場合に，DSM-5-TRでせん妄と診断される．ただ，この身体的原因は即座に明らかにはならないことが多く，所見a〜cからせん妄を疑うことが重要である．以後のように病態が悪化し，せん妄がその早期サインであったことが後方視的に明らかになることはしばしば経験する．

- ●うつ：成人における該当項目（「2-2．うつ病」p.89）を参照
- ●不安・パニック：成人における該当項目（「2-5．パニック発作」p.128）を参照
- ●スピリチュアルペイン：小児が死の意味をはっきり理解する年齢は個人差もあるが8歳ごろといわれている．学齢期以降の患児の場合，スピリチュアルペインの訴えである可能性も否定せずに接することが重要である．「2-10．スピリチュアルペインへの対応」（p.184）参照

夜はここまでやっておく！

1．せん妄の背景にある病態の治療を開始しよう！

　電解質異常や痛み等，対応可能な病態・症状への対応を行う．

2．せん妄に対する対症療法

　小児のせん妄に対しては，成人でのデータに基づく経験的な治療が中心となる．目標は認知機能の改善および不穏の症状緩和である．

夜間の処方例（適応外使用p.107参照）

〈興奮が目立たない場合や日中〉
- ・ハロペリドール（例：年齢・体重により静脈注射1〜2mg/回，1日3回まで，静脈注射ができて利便性は高いが小児への適応はないことに注意する）
- ・リスペリドン（例：年齢・体重により内服0.25〜0.5mg/回，1日3回まで）などの抗精神病薬

〈興奮が激しい場合や夜間〉
- ・オランザピン（例：年齢・体重により内服0.625〜2.5mg/回，1日3回まで，

糖尿病に禁忌であり小児への適応はないことに注意する）
- クエチアピン（例：年齢・体重により内服6.25～12.5 mg/回，1日3回まで，糖尿病には禁忌であり小児への適応はないことに注意する）
- クロルプロマジンなどの抗精神病薬

〈極めて興奮が強く，鎮静しなければ患児の安全を保てない場合〉
- ミダゾラム＋上記の抗精神病薬のいずれか（ミダゾラムのみではせん妄を悪化させることがあるため，抗精神病薬を併用する）
※ただし，小児適応のある抗精神病薬はリスペリドン，アリピプラゾールのみである．12誘導心電図でQTc延長がないことを確認してから慎重に投与する．抗精神病薬の投与では不整脈以外にも思わぬ副作用が生じることもあり，適応外使用をする場合は夜間であっても保護者に連絡をすることが望ましい．

3. うつに対する対症療法

　抗うつ薬は若年者では自殺を増やすというデータもあり，夜間に治療開始する必要性は低い．ハサミやヒモなどの危険物を本人の手の届かないところに置くなどの安全確保を行ったうえで，睡眠をとるよう促す．

　睡眠がとれそうにない場合，小児への適応はないもののラメルテオン，スボレキサントあるいはレンボレキサントの内服を検討する．なお，自閉症スペクトラム症の診断があればメラトニンが使用可能である．

　内服が難しい場合はヒドロキシジンの点滴を使用する．うつではなくせん妄の見逃しであった場合，ヒドロキシジンの投与で不穏を助長してしまう可能性があるので注意が必要である．また，その意味でも，効果が見られない場合は繰り返しの投与は避ける．

　ベンゾジアゼピン系薬剤はよく使用されているが，年齢にかかわらず逆説的不穏（投与後に心の抑制がとれることによりかえって不穏が悪化すること）を引き起こすことがあり，投与後に興奮が起きないか・自殺念慮が悪化しないか，注意を要する．Z系とよばれる非ベンゾジアゼピン系薬剤（ゾルピデム，ゾピクロン，エスゾピクロン）も，作用するのは同じベンゾジアゼピン受容体であり，同様のリスクがある．

4. 不安，パニックに対する対症療法

　普段から内服があればそれを使用する．普段の内服がなければ，初回はヒドロキシジン，タンドスピロン等を投与するのが無難である．効果不十分な場合，

表1 ● 小児薬用量計算法

● Harnack の換算表

年齢	0.5	1	3	7.5	12
薬用量	1/5	1/4	1/3	1/2	2/3

● Crawford式：小児量＝成人量×体表面積（m²）/1.73

アルプラゾラムあるいはロラゼパムを少量から試みる．また，睡眠をとるように促す．睡眠がとれそうにない場合，先述の「3．うつに対する対症療法」を参照のこと．

5. スピリチュアルペイン

傾聴しつつも話が長くならないように30分程度で切り上げ，睡眠をとるよう促す．長時間の傾聴を避けるのは，より興奮させる可能性や睡眠覚醒リズムを悪くさせる可能性があることに加え，日中の主治医チームとの関係を阻害しないためでもある．睡眠がとれそうにない場合，先述の「3．うつに対する対症療法」を参照のこと．

6. 小児での薬用量調整，式（表1）

新生児期の初期を除いて成人と比較して代謝がよく，年齢が低いほど体重あたりの投与量に対する血中濃度が低くなる傾向にある．しかし，前もって適切な投与量を予測することは**表1**の式をもってしても難しく，当直帯で投与量に迷った場合は少量から開始することが望ましい[7]．

7. Special population

年齢に比して体重の軽い患者（年少時のがん治療などによる成長障害があるなど）においても，体重あたりの代謝は年齢相応である．前述のHarnackの換算表を使用すると同年齢（＝より大きい体格）の患児，Crawford式を利用すると同体格（＝より年少，つまりより代謝のよい）の患児に適した投与量が算出され，結果として過量投与になりがちであるため，注意が必要である（**表1**）．

専門科へのコンサルトはこうする！

　極度の低ナトリウム血症，脳圧亢進など，せん妄の背景に緊急対応を要する病状の悪化がある場合は，小児科当直（小児科不在であれば内科当直），救急科当直へコンサルトを行う．

　自殺の危険が切迫していると考えられる場合（自殺をしないという約束ができない時，衝動的な行動が目立ち，行動の予測がつかない時）は，精神科へコンサルトする．

　興奮が落ち着かない時など，他患との今後の人間関係に支障をきたすと考えられる場合にも精神科へコンサルトを行う．

　＊精神科当直が不在の場合，保護者に連絡し付き添いを依頼する．夜間でありためらう気持ちになると思われるが，連絡せずに自殺既遂にいたる・後遺症が残る可能性が否定できない場合，緊急性が高いと判断し，積極的に保護者に連絡しよう．また，保護者到着まではスタッフステーションあるいはスタッフステーション近くの個室において経過観察を行う．

朝になったらこれをする！

1．小児科主治医チームへの報告・保護者への連絡，説明

　保護者との普段からの関係性を考慮すると，小児科主治医チームに申し送りを行い，主治医チームに保護者への説明を依頼することが現実的である．夜間対応した当直医が保護者に連絡をとった場合，あるいは小児科主治医チームから説明に同席を求められた場合，積極的に同席を行い，小児科と協力して保護者からの信頼が得られるようにしよう．保護者は，患児が精神科的訴えをしたこと自体で動揺することもあり，直接その状況を知っているスタッフからの情報提供は，時に医療従事者が想像する以上に大切なものとなる．

成功事例

● 10歳代女子　骨肉腫

二次がんの女子中学生（0歳のころに急性リンパ性白血病の治療を受け，現在は骨肉腫に対する化学療法目的に入院中．身長130cm，体重20kg）昨日の日中から傾眠傾向であり，食事もあまりとらない様子だった．昨夜は不眠を訴えていた．今夜は23時ごろに興奮した様子で起き上がり，大声で「私の人生は治療を繰り返してばかり．学校でも周囲についていけないし今回の入院でもっと遅れてしまう．こんなことなら生きていても仕方がない．死んでしまいたい」と号泣し始めた．他患児が起き出すほどの騒ぎになり，当直医がコールされた．

カルテを確認すると，119mEq/Lの低ナトリウム血症が存在した．小児科病棟を訪問し，患児の話を傾聴しながらよく様子を観察すると，ティッシュの箱からティッシュを取り出そうとして失敗しており，上手に顔を拭くこともできずにいた．注意障害を疑い計算をするよう指示すると，100から繰り返し1を引くという指示に対して「100，99，101，102，103」という返答であった．注意障害，急性の発症，認知機能の変化があり，せん妄が疑われ，低ナトリウム血症の存在からせん妄と判断した．低ナトリウム血症の緩徐な補正を開始しつつ，糖尿病がないことを確認し，クエチアピン6.25mgを投与した（適応外使用p.107参照）．しばらくは看護師が付き添う必要があったものの，入眠後は朝まで睡眠がとれ，起床後には前夜の記憶はなく，希死念慮も否定した．起床時に測定した血清ナトリウム値は125mEq/Lと改善傾向にあった．

小児であってもせん妄は否定できないこと，せん妄はその身体的な原因を治療することが根本的な解決法であること，うつ，パニックといった内因性疾患，心因性疾患の前にせん妄を疑うべきであること，などが教訓的な症例であった．

参考文献

1) Traube C, et al：Delirium in Hospitalized Children with Cancer：Incidence and Associated Risk Factors. J Pediatr **191**：212-217, 2017
2) Turkel SB, et al：Comparing symptoms of delirium in adults and children.

Psychosomatics **47**：320-324, 2006

3) Grover S, et al：Symptom profile of delirium in children and adolescent--does it differ from adults and elderly? Gen Hosp Psychiatry **34**：626-326, 2012

4) Smith HA, et al：Diagnosing delirium in critically ill children：Validity and reliability of the Pediatric Confusion Assessment Method for the Intensive Care Unit. Crit Care Med **39**：150-157, 2011

5) Smith HA, et al：The preschool confusion assessment method for the ICU：Valid and reliable delirium monitoring for critically ill infants and children. Crit Care Med **44**：592-600, 2016

6) CIBS center：Pediatric care〈https://www.icudelirium.org/medical-professionals/pediatric-care〉（最終確認：2024年4月23日）

7) 日本総合病院精神医学会 児童・青年期委員会（企・編）：第11章　子どものこころの診療における薬物療法．子どものこころの診療ハンドブック，星和書店，東京，2016年

索 引

太字は見出しの項目ページを示す.

memo

今夜からもう困らない！夜の症状緩和

2024 年 6 月 5 日　　発行	編集者　平山貴敏，五十嵐江美， 　　　　　佐々木千幸，田上恵太 発行者　小立健太 発行所　株式会社 南 江 堂 ☏ 113-8410 東京都文京区本郷三丁目 42 番 6 号 ☎ (出版)03-3811-7198　(営業)03-3811-7239 ホームページ https://www.nankodo.co.jp/ 印刷・製本　壮光舎印刷 装丁　渡邊真介

No More Trouble Since Tonight, Nighttime Symptom Relief
Ⓒ Nankodo Co., Ltd., 2024

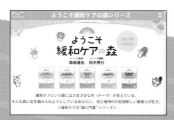